KARIN FURTMEIER
HEIKE MAYER

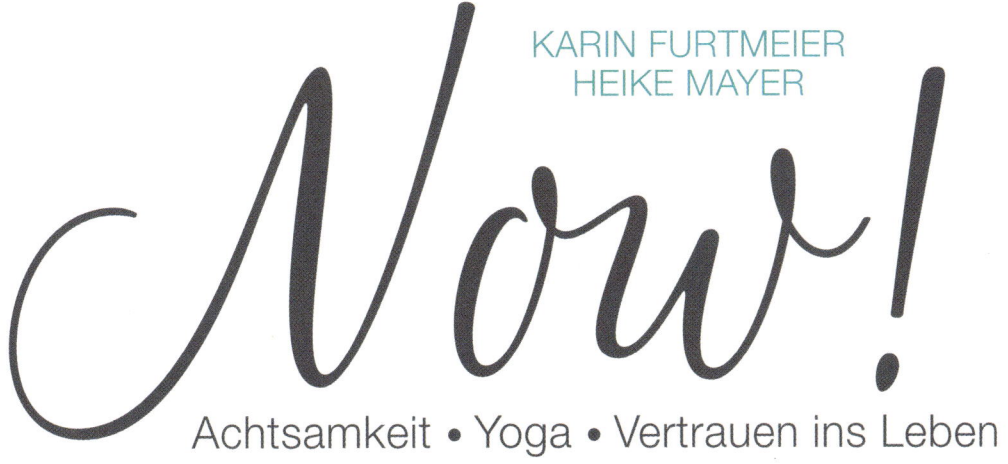

Now!

Achtsamkeit • Yoga • Vertrauen ins Leben

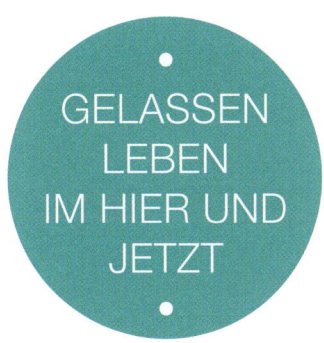

GELASSEN
LEBEN
IM HIER UND
JETZT

Scorpio

Inhalt

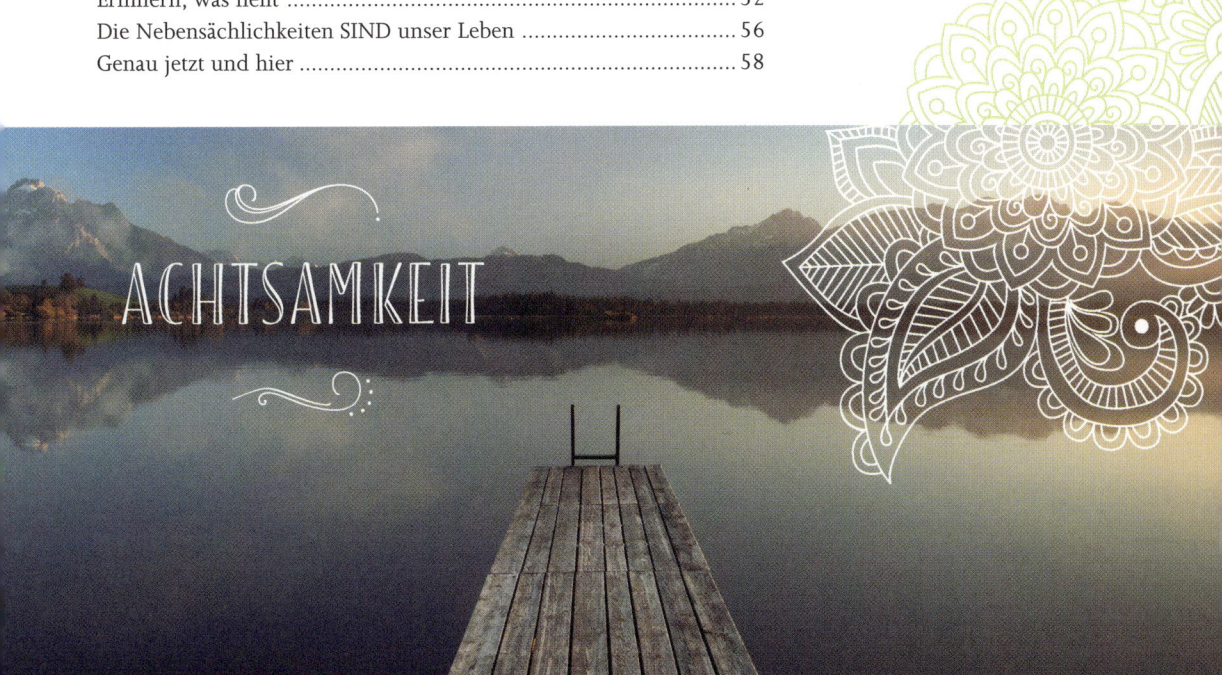

ACHTSAMKEIT

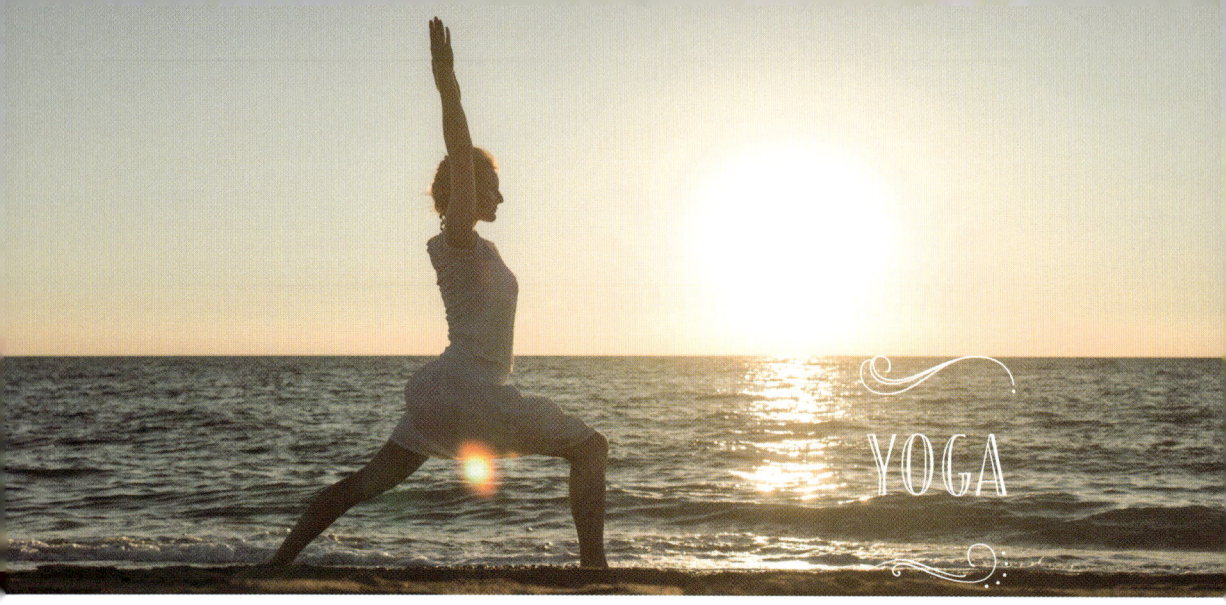

YOGA

Yoga

Vertrauen ins Leben

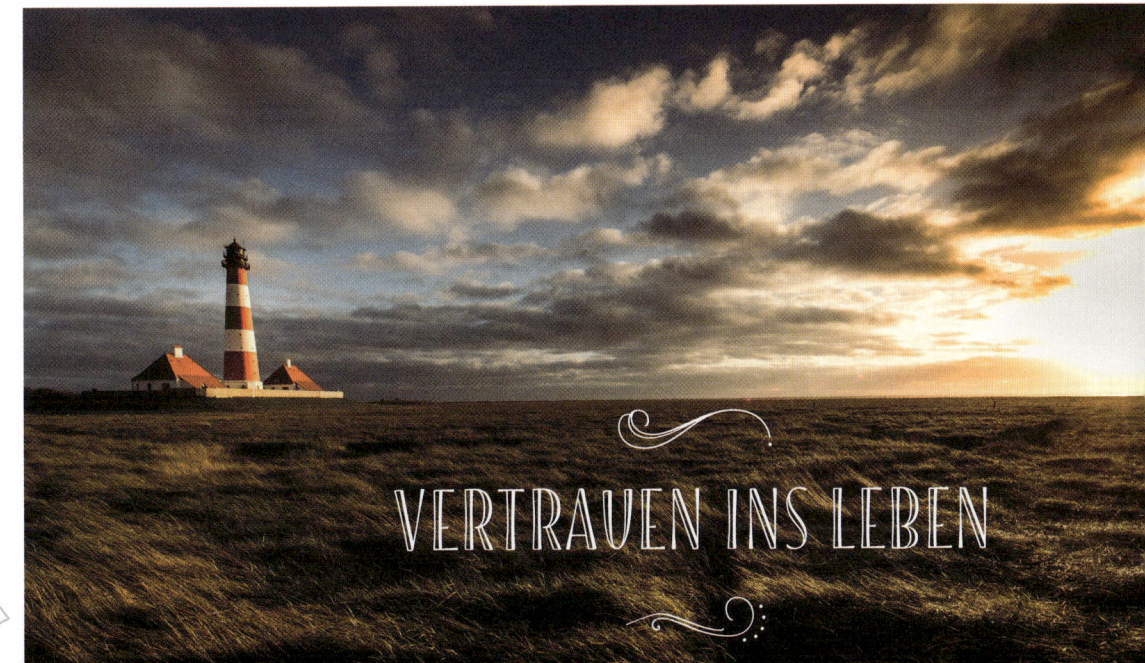

VERTRAUEN INS LEBEN

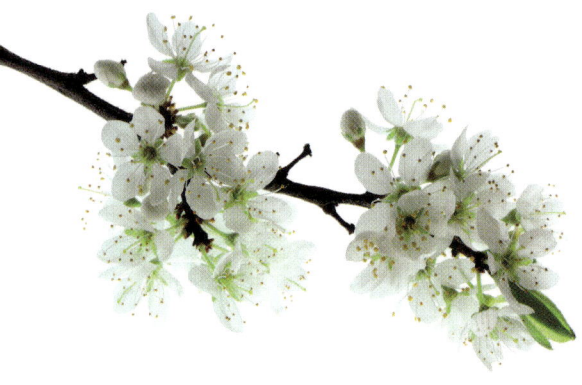

WILLKOMMEN
mitten *im Leben!*

Wie viele Menschen kennst du, die gestresst oder mit ihrem Alltag unzufrieden sind? Genau. Zu viele.
Dabei ist es möglich, leichter durchs Leben zu gehen – selbst dann, wenn die äußeren Umstände nicht immer ideal sind.

Wir beide, die eine Yogalehrerin, die andere Achtsamkeitstrainerin, möchten dich in unserem Buch mitnehmen auf eine Reise hin zu mehr Leichtigkeit und Gelassenheit.

Achtsamkeit

Das erste Kapitel lädt dich ein, mit deiner Aufmerksamkeit ganz ins Hier und Jetzt zu kommen und mehr aus der eigenen Mitte heraus zu leben. Du findest viele praktische Ideen für Entschleunigung, einen entspannteren Umgang mit Stresssituationen und den Ausstieg aus dem Gedankenkarussell.

Yoga

Das zweite Kapitel stellt dir besonders alltagsnahe Yoga- und Atemübungen vor. Sie sind extra so ausgesucht, dass du sie ohne jegliche Vorerfahrung machen und sie dann anwenden kannst, wenn du sie brauchst, beispielsweise bei Anspannung oder Rückenschmerzen. Du wirst dabei sehen, dass Yoga viel mehr ist als nur körperliche Bewegung. Es ist zugleich eine Möglichkeit, um mehr in Einklang mit dir selbst zu kommen.

Vertrauen ins Leben

Das dritte Kapitel vertieft die beiden ersten Aspekte und führt noch einen Schritt weiter. Es zeigt Wege, wie du auch in schwierigen Zeiten etwas finden kannst, was dich trägt. Geschichten, Übungen und Ideen für den Alltag unterstützen dich dabei, dem Leben immer öfter mit Vertrauen zu begegnen.

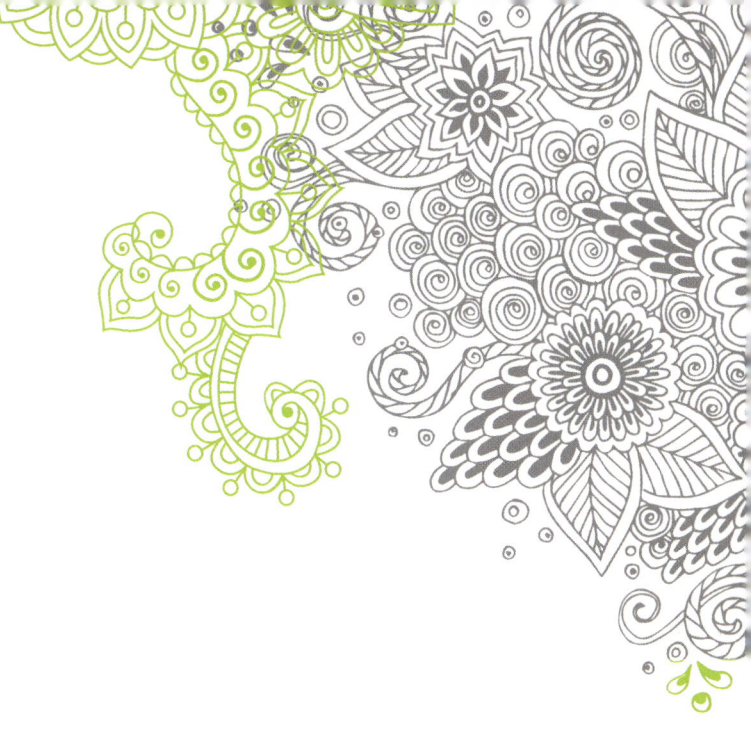

Erfahren, nicht denken

Wir beide freuen uns sehr, in diesem Buch etwas
von dem weiterzugeben, was uns in unserem
eigenen Leben unendlich wertvoll ist. Jedoch liegt
eine gewisse Schwierigkeit darin, etwas mit *Worten*
zu beschreiben, wenn das Entscheidende *deine*
eigene Erfahrung ist. Über Achtsamkeit, Yoga und
Vertrauen zu lesen kann den eigenen Horizont
erweitern. Doch wenn es lediglich beim Lesen
bleibt, wird sich wenig ändern. Schließlich hat
auch noch nie jemand Tanzen beim Lesen eines
Tanz-Anleitungsbuches gelernt. Selbst wenn du
dir die tollsten Videos mit den besten Tänzern
der Welt anschaust, lernst du Tanzen damit nicht.
Wenn du tanzen möchtest, musst du es tun.
Daher findest du in diesem Buch viele Übungen,
Anregungen und Ideen, wie man das Geschriebe-
ne im Alltag umsetzen kann.
Bitte verstehe unsere Vorschläge dabei nur als
Impulse. Letztendlich wirst du für dich selbst

herausfinden, was für dich der richtige Weg ist
und was dir ganz persönlich hilft, leichter durchs
Leben zu gehen.

Vielleicht kann dieses Buch dein Wegbegleiter
werden – wie ein guter Freund, den man ab und
zu nach einem Rat fragt. Eines ist uns wichtig:
Wenn dich diese Zeilen ansprechen, dann ist es an
der Zeit zu beginnen. Jetzt.

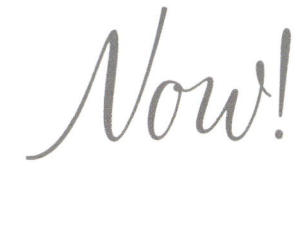

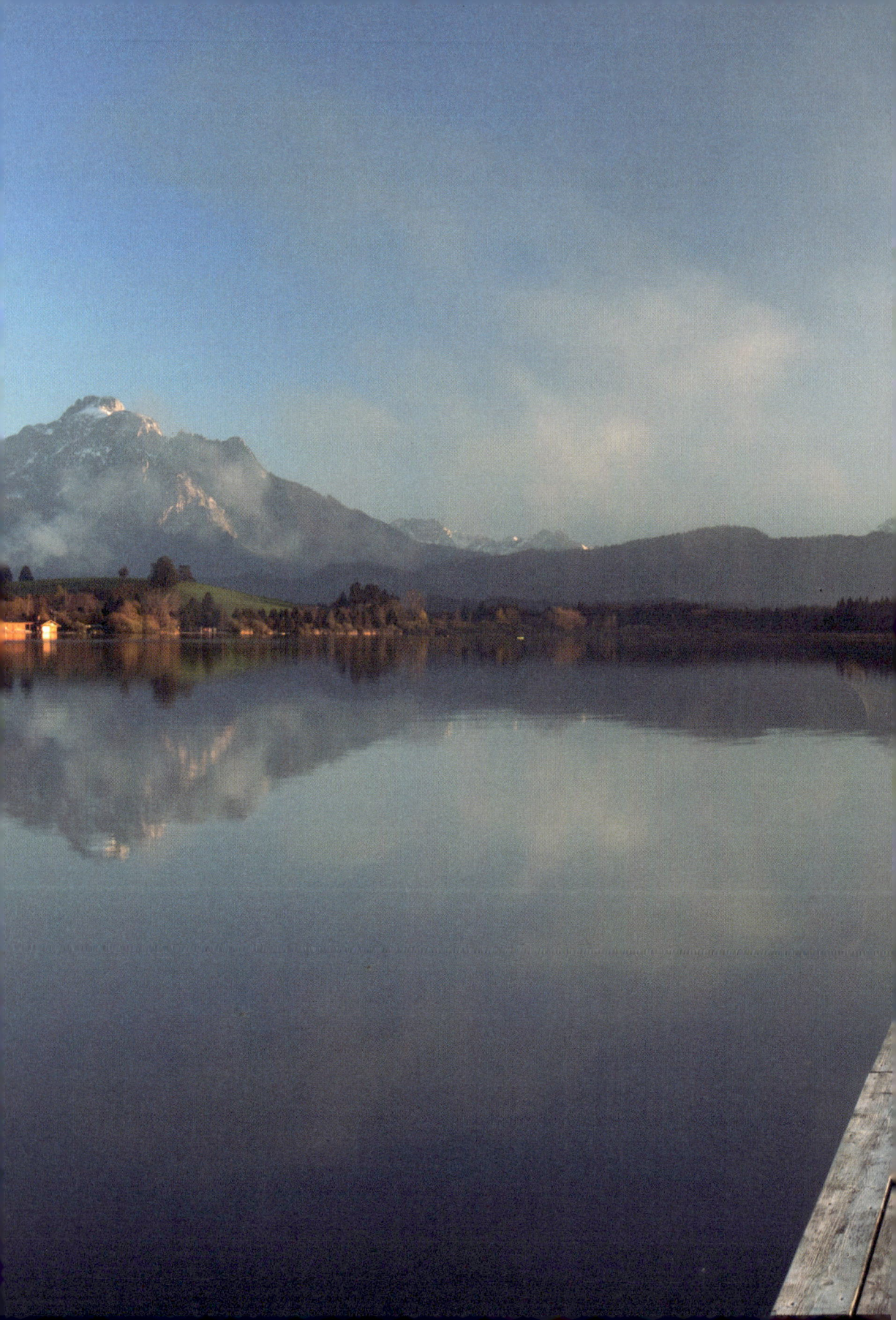

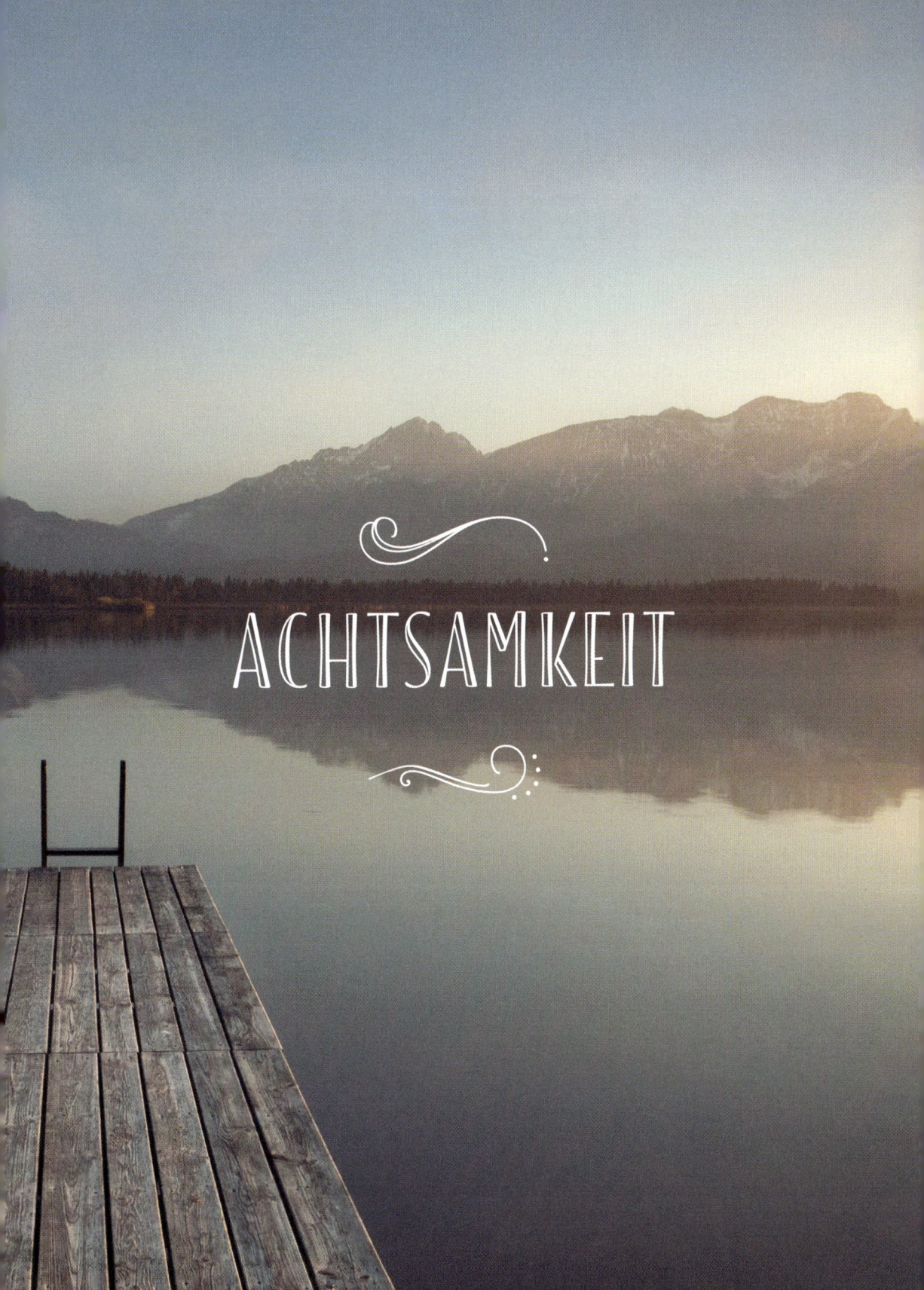

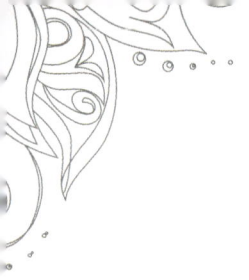

Auf
NEUE ART
mit dem Leben in
Kontakt

Immer mehr Menschen kommen heutzutage an einen Punkt, wo sie sich fragen, ob ihr Leben eigentlich so weitergehen soll. Nicht nur in Bezug auf äußere Umstände, sondern auch, was ihr Lebensgefühl angeht.

Kennst du das?

Ich funktioniere nur noch.

Manchmal habe ich das Gefühl, das Leben rauscht einfach an mir vorbei.

Ich spüre mich selbst gar nicht mehr richtig.

Es kommt mir vor, als sitzt mir ständig etwas im Nacken und treibt mich an.

Ich komme ganz selten innerlich zur Ruhe.

Meine Lebensfreude und Energie sind irgendwie verloren gegangen.

Solche oder ähnliche Sätze höre ich oft von Menschen, die sich für Achtsamkeit interessieren. Ich gebe Meditationskurse, Fortbildungen in Achtsamkeit und Trainings in Stressbewältigung durch Achtsamkeit, bekannt auch unter der Abkürzung MBSR (Mindfulness Based Stress Reduction). Achtsamkeit ist in den letzten Jahren zum Schlagwort geworden, was Lebensqualität und Stressabbau angeht. Dabei ist sie ist keine neue Erfindung. Achtsamkeit und Wege, um sie zu üben, sind schon mehrere tausend Jahre alt. Und es ist höchste Zeit, dass sich Achtsamkeit hierzulande mehr und mehr ausbreitet. Wir können sie als Gesellschaft, als Weltgemeinschaft wirklich gut gebrauchen.

Achtsamkeit ist keine schnelle Technik zur Glücksoptimierung, kein Rezept, wie man in sieben einfachen Schritten garantiert nie mehr Stress erlebt und dafür maximales Wohlbefinden. Achtsamkeit ist ein innerer Shift: eine veränderte Perspektive, ein anderes In-Kontakt-Sein mit dir selbst und der Welt. Für diese Veränderung braucht es Zeit, Geduld und die Bereitschaft, sich auf etwas Neues einzulassen.

Ich wünsche dir viel Freude beim Entdecken, Erforschen und Experimentieren mit einem neuen Lebensgefühl.

Heike

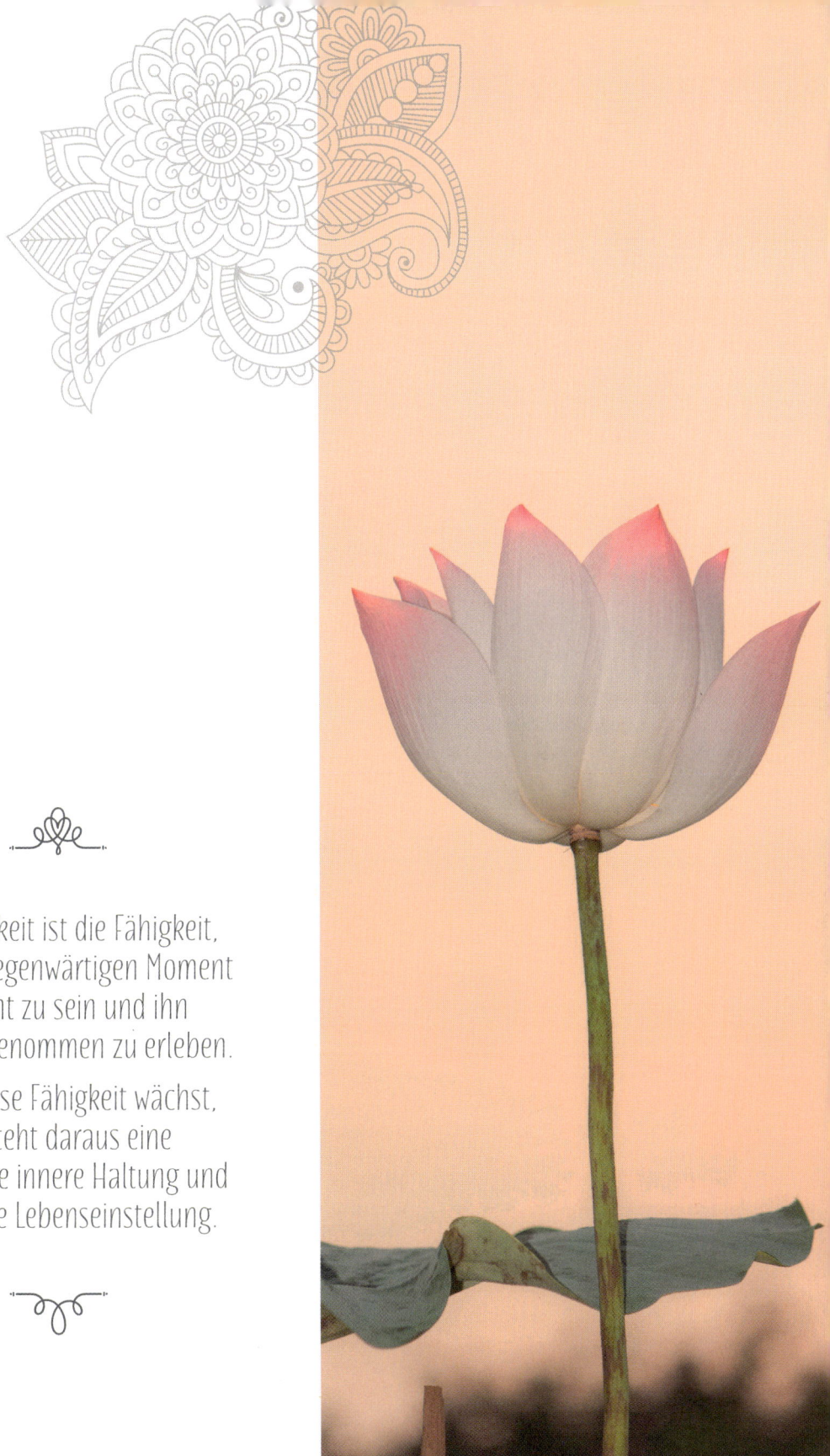

Achtsamkeit ist die Fähigkeit,
ganz im gegenwärtigen Moment
präsent zu sein und ihn
unvoreingenommen zu erleben.

Wenn diese Fähigkeit wächst,
entsteht daraus eine
veränderte innere Haltung und
eine neue Lebenseinstellung.

PRÄSENT
für den
jetzigen Moment

Man könnte statt Achtsamkeit auch Präsenz, Gegenwärtigkeit oder offenes, unvoreingenommenes Gewahrsein sagen. Eher zu lauschen als zu hören, eher zu schauen als zu sehen, eher zu spüren als zu denken.

Die Basis von Achtsamkeit ist die Fähigkeit, die Aufmerksamkeit bewusst auf den gegenwärtigen Moment zu lenken und diesen Moment mit Offenheit, Neugier und Freundlichkeit direkt und unverstellt zu erleben. Unsere ganze Lebendigkeit öffnet sich ins Hier und Jetzt. Die Energie, die im Achtsamsein liegt, hat etwas zu tun mit einer unmittelbaren Erfahrung, die nicht sofort überlagert wird von unseren Gedanken, Überlegungen, Bewertungen und automatischen Reaktionen. Wenn du mit Achtsamkeit etwas wahrnimmst, sagst du nicht gleich: »Das mag ich, davon will ich mehr haben.« Oder: »Das gefällt mir nicht, bleib mir bloß weg damit.«

Du bewertest nicht mehr so viel und begegnest dem, was gerade geschieht, eher mit einem: Ah, aha … Und dann entsteht eine Pause, in der die Wahrnehmung erst einmal Raum in dir einnehmen kann.

Mit der Energie von Achtsamkeit kannst du auf eine Weise mit dem Leben in Kontakt sein, die unendlich viel bunter, wirklicher und direkter ist, als sich dein Verstand das je vorstellen könnte. Diese neue Perspektive ist auf der einen Seite einfacher, nüchterner und schlichter als zuvor (weil du es siehst, wie es ist, nicht mehr und nicht weniger). Zur gleichen Zeit ist deine Wahrnehmung entspannter, akzeptierender und reicher (weil du keine Erwartungshaltung mehr hast und daher über das, was ist, unvoreingenommen staunen kannst). Achtsamkeit ist weniger etwas, das du tust, als eine Lebenshaltung. Ihre Basis ist deine Präsenz im Hier und Jetzt.

> **Achtsamkeit sieht das, was dir begegnet, wie es ist. Nicht wie du es gerne hättest. Oder so, wie du es befürchtest. Sondern so, wie es jetzt gerade ist.**

Warum ist es nützlich, mit der Aufmerksamkeit im Hier und Jetzt präsent zu sein?

- Du bist mit der Fülle der gegenwärtigen Situation in enger Verbindung – du merkst, wo du bist, was du spürst, fühlst, denkst, siehst, tust.

- Dadurch kannst du das, was das Leben an großen Wundern ebenso wie an schönen Kleinigkeiten bereithält, intensiver genießen. Häufig entwickeln sich daraus Staunen, Dankbarkeit und eine neue Wertschätzung für das Leben.

- Auch das, was vielleicht schwierig oder unangenehm an einer Situation ist, wird deutlicher. So kannst du klarer entscheiden, wie du damit umgehen möchtest.

- Du bist dir bewusst, was geschieht, und funktionierst nicht in automatisierten, unbewussten Reaktionsmustern. Dadurch geschehen weniger Flüchtigkeitsfehler oder Dinge, die du hinterher bedauerst.

- Dein Erleben der Situation wird nicht von (möglicherweise verzerrten) Bewertungen und Einschätzungen gesteuert, die aus der Vergangenheit kommen, und ebenso wenig aus Erwartungen und selbst fabrizierten Vorstellungen über die Zukunft. Du hast mehr Freiraum, um gute Entscheidungen zu treffen.

- Deine Bewusstheit verändert dein Erleben hin zu einem Zustand von mehr Ruhe, Offenheit, Klarheit und Flexibilität, aus dem heraus es leichter fällt, bewusst und situationsangemessen zu reagieren.

- Achtsamkeit ermöglicht dir ein direktes Erleben, das dich mit der Tiefe des Daseins verbindet.

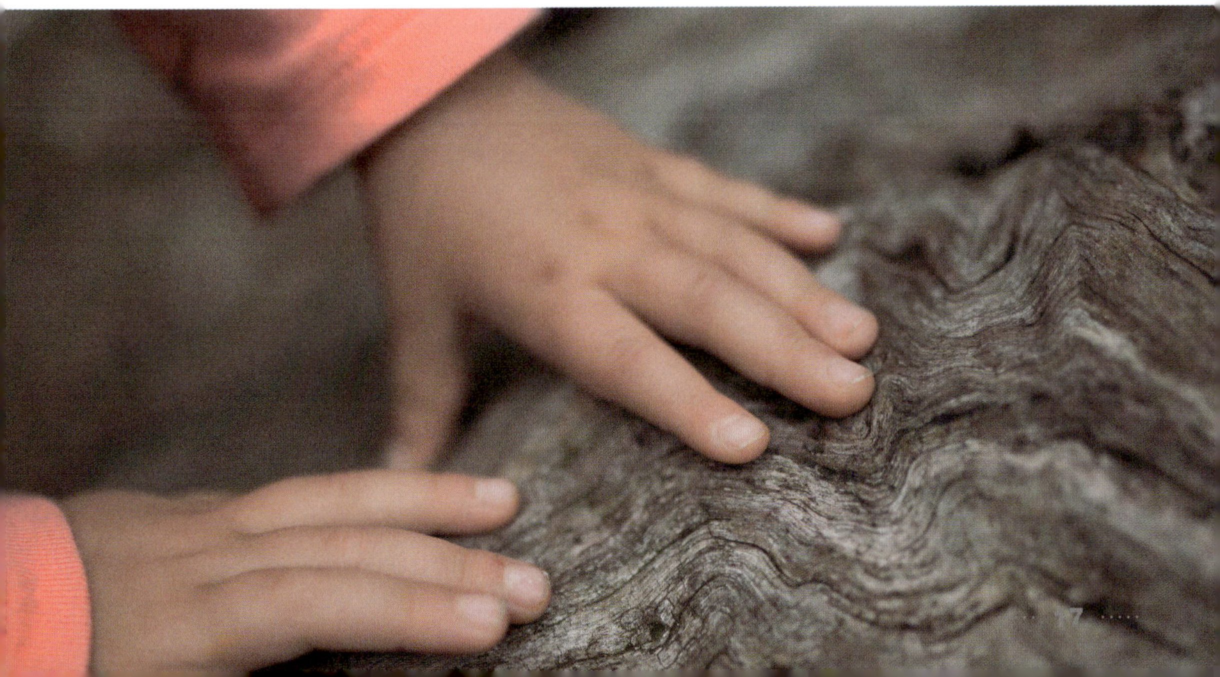

Die
PRAXIS
der *Achtsamkeit*

Etwas über Achtsamkeit zu lesen ist prima. Aber damit sich tatsächlich etwas ändert und du die Erfahrung von Achtsamkeit machst, reicht das nicht aus.

Wie schon in der Einleitung gesagt, ist Achtsamkeit etwas, was es zu *erleben* gilt. Der Verstand sagt beim Lesen rasch: »Ach ja, interessant.« Und schon hat er es als erledigt abgehakt. Vielleicht hast du dich auch bereits ausführlicher mit dem einen oder anderen Aspekt von Achtsamkeit beschäftigt und während deine Augen den Zeilen folgen, sagt dein Kopf: »Ja, klar, weiß ich schon.« Das Geschriebene dringt gar nicht richtig durch und bleibt eine rein intellektuelle Information.

Es ist jedoch ein riesiger Unterschied, ob du etwas verstandesmäßig aufnimmst oder ob du eine leibhaftige, persönliche, direkte Erfahrung machst. Ähnlich, als würdest du in einem Sessel sitzend einen Zeitschriftenartikel über einen Tango-Abend lesen oder aber diesen Abend selbst miterleben: die Musik hören, die Schritte ausführen, den Körper deines Tanzpartners spüren, merken, wie dir von der Bewegung und vielleicht auch der Begegnung heiß wird ... Ein Unterschied wie Tag und Nacht, nicht wahr?

Daher geht es bei Achtsamkeit (wie bei Yoga und allen anderen Wegen innerer Entwicklung) ums Erleben: Man spricht von der *Praxis der Achtsamkeit*. Achtsamkeitspraxis heißt, sich darin zu üben, einem Aspekt des gegenwärtigen Moments die volle Aufmerksamkeit zu schenken. Es wirklich

zu tun. Dafür gibt es verschiedene Möglichkeiten und unterschiedliche Übungsformen, z.B.

- eine Alltagstätigkeit ganz bewusst und aufmerksam auszuführen, die du sonst automatisch nebenher erledigen würdest,

- Sinneswahrnehmungen wie das Hören von Geräuschen oder das Betrachten einer Kerzenflamme bewusst zu erleben,

- das Essen einer Mahlzeit, den Kontakt mit deinem Gegenüber oder einen Spaziergang mit allen Sinnen wahrzunehmen,

- sich der eigenen Gedanken und Gefühle bewusst zu werden, ohne sich in ihnen zu verlieren, aber auch ohne sie zu verdrängen oder wegzuschieben,

- die Achtsamkeit auf den Atem zu richten

- oder die Aufmerksamkeit ganz auf körperliche Empfindungen zu lenken.

Zu diesem letztgenannten Aspekt möchte ich dich nun gerne einladen. Lies dafür bitte den folgenden Abschnitt und probiere es aus.

Bemerken, was du gerade erlebst
DIE AUFMERKSAMKEIT AUF DEN KÖRPER RICHTEN

Übungsanleitung

- Nimm einen sanften, tiefen Atemzug. Folge mit deiner Aufmerksamkeit dem Atem, wie er in die Brust fließt und sich weiter bis in den Bauchraum ausbreitet. Nimm noch einen Atemzug.

- Richte dann deine Aufmerksamkeit, so entspannt, interessiert und offen, wie es dir gerade möglich ist, auf deine zehn Finger und lass dir nach jeder Frage einen Moment Zeit, um die Wahrnehmung, die du machst, bewusst zu empfinden. Denke nicht die Antwort, sondern erlebe sie. Bewerte nicht, was du dabei wahrnimmst. Es gibt nichts Bestimmtes, was du dabei erleben sollst. Alles, was auftaucht, ist okay. (Du kannst auch Fragen weglassen, wenn dir danach ist.)

Wo sind deine Finger gerade?

In welcher Position befinden sie sich?

Haben sie miteinander Kontakt?

Liegen sie auf deinen Oberschenkeln, auf der Stuhllehne, berühren sie das Buch oder etwas anderes?

Spüre den Bereich, wo deine Finger in Kontakt sind mit etwas – sei es Kontakt miteinander oder mit etwas anderem. Was spürst du?

Gibt es da Temperaturempfindungen? Ist das, was die Haut der Finger berührt, wärmer, kühler oder gleich temperiert wie die Finger?

Ist das, was du berührst, weich oder hart?

Glatt oder rau?

Nachgiebig oder fest?

Spürst du es an einer kleinen Fläche oder großflächig?

(Erinnere dich daran, dass es nicht darum geht, etwas Bestimmtes zu fühlen. Sei einfach in Kontakt damit, wie du es gerade erlebst.)

Sage ruhig und freundlich zu dir selbst: »Stopp. Den Kopf einen Moment anhalten. Spüren, was ist.« Bemerke, dass das möglich ist. Jetzt gerade.

→

Sind die Finger entspannt oder hibbelig? Welche andere Qualität nimmst du vielleicht wahr?

Haben alle Finger dieselbe Art von Kontakt oder berühren die einen etwas anderes als die anderen?

Gibt es eine Wahrnehmung in Bezug auf deine Finger, die besonders deutlich spürbar ist? Gibt es Bereiche, die du weniger deutlich spürst als andere?

Nimm jetzt wahr, dass es Bereiche gibt, die Kontakt haben mit der Luft. Wie fühlt es sich dort an?

- Nimm zum Abschluss noch einmal einen sanften, tiefen Atemzug. Wenn du die Übung gleich beendest, schau, dass du etwas von dieser offenen Präsenz beibehältst, während du weiterliest oder einer anderen Tätigkeit nachgehst.

Wenn du magst, kannst du noch schauen, ob deine Finger dir etwas mitteilen möchten (vielleicht darüber, was ihnen jetzt guttäte) oder ob es etwas gibt, was du für die Finger empfindest (z.B. Dankbarkeit über ihre Beweglichkeit und Feinfühligkeit).

Weniger denken und analysieren, mehr spüren und erleben.

Viele Menschen fühlen sich wie abgeschnitten von ihrem eigenen Leben. Ein Grund kann darin liegen, dass wir, ohne es zu wollen und meist ohne es zu merken, immer mehr auf Distanz gehen zu unserem sinnlichen Erleben und stattdessen alles durch unseren Verstand filtern.

Die kleine Achtsamkeitsübung auf der vorangegangenen Seite kann dir helfen, präsent zu werden für das, was du in einem bestimmten Teil deines Körpers gerade wahrnimmst – in diesem Fall in deinen Fingern. Mit demselben Maß an Aufmerksamkeit könntest du z.B. deine Füße oder dein Gesicht spüren oder dir bewusst machen, was du gerade siehst, hörst oder schmeckst. Du könntest der Atmosphäre des Ortes, an dem du dich befindest, deine Aufmerksamkeit schenken – oder auch dem, was du gerade denkst oder fühlst.

Wenn du die Übung ausprobiert hast, konntest du möglicherweise bemerken, dass du nichts tun musst, um diese Wahrnehmungen zu haben. Du musst sie nicht *hervorbringen* oder *machen* oder *darüber nachdenken*. Sobald deine Aufmerksamkeit sich ihnen zuwendet, zeigen sie sich.

Nimm auch wahr, dass du in der Zeit, in der du deine Aufmerksamkeit absichtlich und auf eine nicht-wertende, entspannte und interessierte Weise auf diese körperlichen Wahrnehmungen gerichtet hast, nicht (oder deutlich weniger als sonst) von unangenehmen Gedanken oder Gefühlen vereinnahmt wurdest – während du gleichzeitig wach und präsent für etwas warst, was real in der Gegenwart geschah.

Merke, dass du wach und bewusst sein kannst, ohne gleichzeitig zu denken. Denken ist keine Voraussetzung für Präsenz, im Gegenteil, es verhindert häufig, dass du wirklich anwesend bist.

> Du bist mehr als deine Gedanken, mehr als dein Verstand. (Auch wenn dein Verstand das nicht gerne hört.)

Achtsamkeit ist die Fähigkeit, deine Aufmerksamkeit bewusst und absichtlich auf etwas zu richten, was du jetzt gerade erlebst, und dieses Erleben offen und unvoreingenommen mit allen Sinnen wahrzunehmen. Du kannst deine Aufmerksamkeit auf innere Vorgänge (Gedanken, Gefühle, Körperempfindungen), deine Sinneseindrücke oder deine Umgebung richten. Diese Fähigkeit, präsent zu sein, kannst du in jedem Moment deines Lebens trainieren, ganz egal, was du tust.

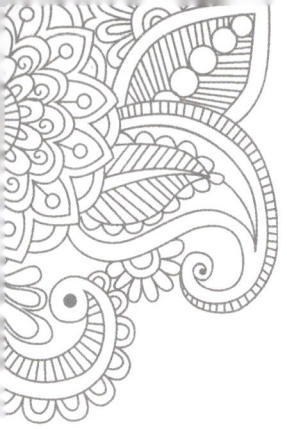

IDEEN
für den *Alltag*

Achtsamkeit hängt nicht davon ab, *was* du tust, sondern *wie* du etwas tust – es kommt auf die Art deiner Anwesenheit an, auf deine Bewusstheit. Darum ist sie so alltagstauglich.

Achtsamkeit an sich ist etwas ganz Schlichtes: bewusst zu erleben, was gerade geschieht. Schwieriger ist es, sich in der Hektik des Alltags daran zu erinnern. Unsere Konditionierungen, automatischen Verhaltensweisen und lange eingeübten Gewohnheiten sind ziemlich hartnäckig, und das Tempo der Welt um uns herum reißt uns mit. Hier ein paar Ideen, die im Auf und Ab des Tages helfen können:

Achtsamkeitstupfen

Mach dir zwischendurch immer wieder bewusst, was du gerade tust. *Ah, jetzt schneide ich gerade Karotten. Ich laufe die Rolltreppe runter. Ich fahre mit 160 km/h auf der Autobahn. Ich verschicke eine E-Mail. Ich spreche mit meiner Tochter.* Weiter braucht es gar nichts. Es ist wie ein kurzes Auftauchen aus den Automatismen, ein Dir-bewusst-Machen, was eben geschieht, ein Dir-bewusst-Machen, dass du jetzt gerade bewusst bist. Eine Kursteilnehmerin hat das einmal so beschrieben:
»Ich mache während des Tages immer wieder kleine Momentaufnahmen von dem, was ich gerade erlebe, so wie ein Maler mit dem Pinsel kleine Tupfen auf die Leinwand setzt. Dadurch rauscht mein Leben nicht so an mir vorbei.«
Ist es etwas Schönes, was du erlebst, kannst du das deutlicher spüren und dich daran freuen.

Ist es etwas Unangenehmes, entsteht durch das Bewusstwerden häufig schon von selbst etwas mehr innerer Raum. Und bei den vielen, vielen Momenten während des Tages, die du vielleicht sonst als banal, nebensächlich oder langweilig empfinden würdest, kannst du merken: *Auch jetzt bin ich lebendig.* Und dich fragen: *Mit welcher Einstellung will ich durch das Leben gehen? Mit welcher Haltung will ich meinem Alltag begegnen? Was fühlt sich gut an?*

> Setze jetzt einen Achtsamkeitstupfen: Nimm den Blick von den Seiten des Buches, atme durch. Nimm deinen Körper wahr, und wo du gerade bist. Sei dir deiner eigenen Erfahrung bewusst.

Deine Füße spüren

Wir sind häufig mit unserer Aufmerksamkeit im Grübelkarussell. Indem du bewusst deine Füße spürst, bringst du die Aufmerksamkeit weg von den kreiselnden Gedanken. Du kannst in einer Besprechung deinen Kollegen zuhören und dich zugleich erden, indem du deine Füße auf dem Boden spürst. Das gibt dir Stabilität, im wahrsten Sinne des Wortes Bodenhaftung. Du stehst mit beiden Füßen im Leben.

Aha?!?

Eines der kleinsten, schönsten und für mich wichtigsten Worte im Kontext von Achtsamkeit ist »Aha?!«. Begegne dem, was du erlebst, was geschieht, was du denkst, wie du reagierst, mit einem freundlichen *Aha?! – So ist das also. Das denke ich gerade. Das passiert gerade.* Durch ein solches kleines Staunen, Bemerken, Innehalten kann Raum zwischen Reiz und automatischer Reaktion entstehen. Kürzlich las ich im Buch einer befreundeten Achtsamkeitstrainerin die schöne Eselsbrücke AHA = anhalten, hinschauen, akzeptieren.

Alleine duschen

Eine seltsame Aufforderung! Duschen nicht die meisten von uns immer alleine? Aber wie viele von uns sind beim Duschen schon mit der Arbeit beschäftigt, mit den To-do-Listen, mit dem Chef, Kollegen, Kunden … Statt in Gedanken bereits bei dem zu sein, was dich vielleicht später erwartet, sei lieber mit der ganzen Aufmerksamkeit bei dem wunderbaren Geschenk, dass angenehm temperiertes Wasser deinen Körper umspült. Genieße das seidige Gefühl des schäumenden Duschgels auf der Haut, freu dich am Duft und erlebe den sinnlichen Genuss.

Schönheit entdecken

Du bist auf dem Weg zum Einkaufen, zur Arbeit oder holst den Kleinen vom Kindergarten ab? Entdecke unterwegs drei schöne, interessante oder überraschende Details. Die leuchtend roten Gummistiefel des kleinen Mädchens vor dir, die sich in der Pfütze spiegeln. Das vorwitzige Gänseblümchen, das sich zwischen den Ritzen am Gehsteigrand unbeirrt in Richtung Sonne streckt. Den Wetterhahn am Hausdach, nur dann zu sehen, indem du die Aufmerksamkeit von deinen Gedanken und den Blick von deinen Füßen weglenkst und nach oben schaust. Mach dich auf die Suche nach den kleinen Schönheiten und du wirst feststellen, dass sie immer zu finden sind, sobald du den Blick dafür öffnest.

Neue Wege gehen

Schlag den Automatismen ein Schnippchen. Nimmst du immer den kürzesten Weg von A nach B? Vielleicht ist gelegentlich Zeit, einen kleinen Umweg zu machen: auf dem Weg zur Arbeit eine andere Straße mit dem Fahrrad entlangzufahren und dabei etwas Neues zu entdecken. Die Landstraße zu nehmen statt der Autobahn und dabei mehr landschaftliche Schönheit zu sehen. Dein Viertel bewusst wahrzunehmen und dabei an Häusern vorbeizukommen, die du vorher noch nie angeschaut hast.

Die Arbeit bewusst beenden

Viele von uns beeilen sich, um nach einem anstrengenden Arbeitstag möglichst schnell nach Hause zu kommen. Wie wäre es, wenn du mit dem Entspannen schon anfängst, wenn du den Computer herunterfährst oder die Tür öffnest, um von deiner Arbeitsstätte den Heimweg anzutreten? Atme tief durch. Sei dir bewusst, dass du die Arbeit jetzt hinter dir lässt. Spüre die frische Luft auf deiner Haut. Wenn du das Auto nimmst, fahre vielleicht langsamer als gewöhnlich. Was nützen dir die paar Minuten, die du früher zu Hause bist, wenn der Heimweg auch Stress bedeutet? Falls du ein paar Schritte gehst oder Fahrrad fährst, genieße es, dass du dich bewegen kannst. Frage dich selbst, wie du dir den Heimweg so angenehm wie möglich machen kannst. Das Entspannen darf jetzt schon anfangen. Auch wenn die äußeren Umstände vielleicht nicht ideal sind – entscheidend ist, dass du dir die innere Erlaubnis gibst, aus dem Stress-Modus auszusteigen.

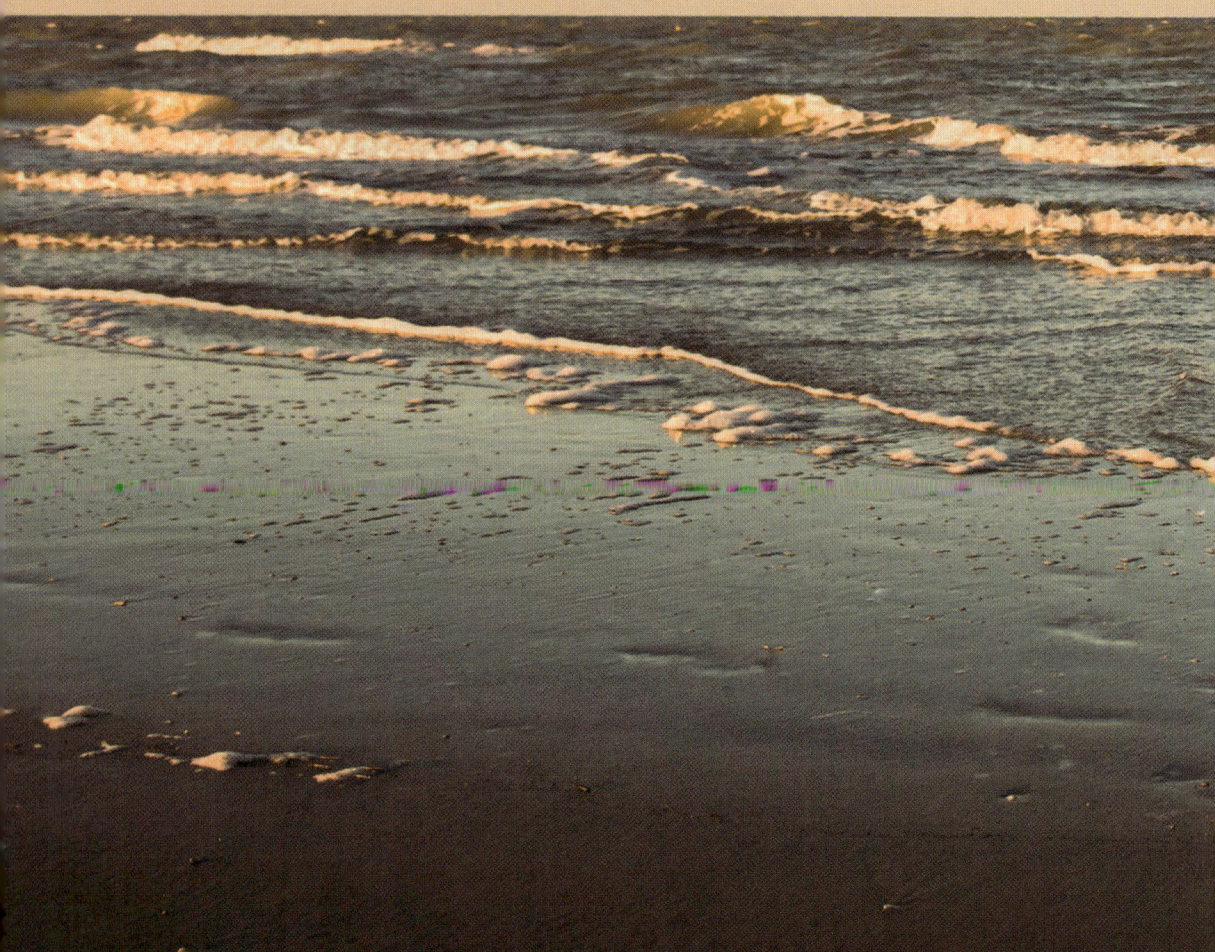

» Ich wache auf und lächle.
Vierundzwanzig neue Stunden liegen vor mir.
Ich will **jeden Augenblick**
des Tages vollkommen bewusst leben
und allen Menschen mit
LIEBE UND MITGEFÜHL begegnen. «

Thich Nhat Hanh

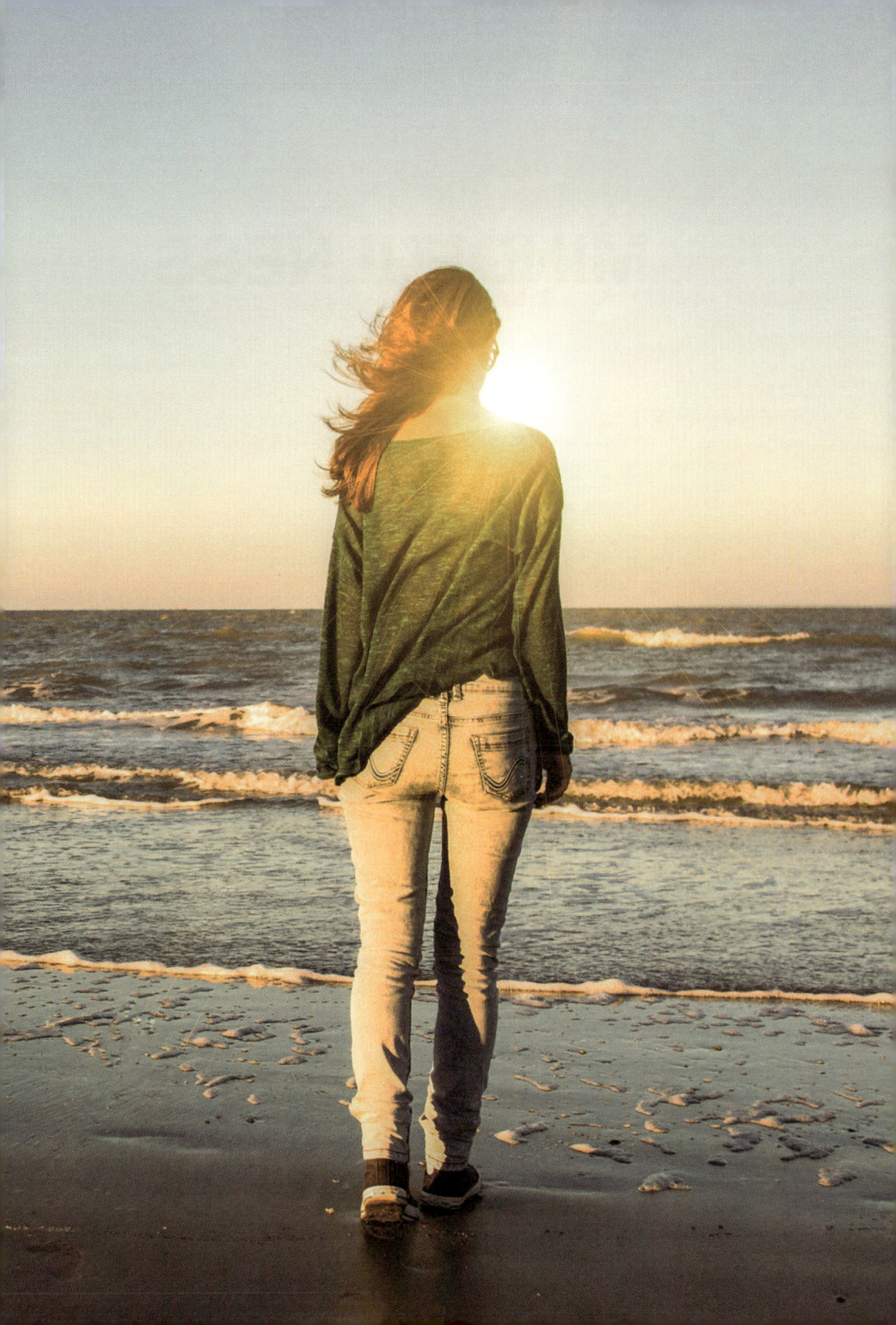

Was
MINDFULNESS
bedeutet

An der heutigen Verbreitung von Achtsamkeit im Westen sind viele Menschen beteiligt. Von zweien möchte ich ein wenig erzählen.

Thich Nhat Hanh war mein erster Lehrer und ihm verdanke ich es, dass mir eine Tür aufging zu einer neuen Art und Weise, die Welt zu erleben. Thich Nhat Hanh ist ein buddhistischer Mönch und Zen-Meister, der aufgrund seiner Friedensbemühungen während des Vietnam-Krieges in Frankreich ins Exil gehen musste. Dort gründete er das Meditationszentrum Plum Village. Sein Anliegen war und ist, die buddhistischen Lehren so zu vermitteln, dass sie möglichst vielen Menschen unabhängig von ihrer religiösen Orientierung nützlich sein können, um Leid und Stress zu lindern. Als zentral auf diesem Weg sah er die Praxis von *sati* (siehe Kasten), und so suchte er nach modernen Begriffen dafür. Im Französischen wählte er *pleine conscience*, das heißt so viel wie »volle Aufmerksamkeit«, und im Englischen *mindfulness*, was man früher mit Gewahrsein, heute mit Achtsamkeit übersetzt. In Plum Village lernte auch ich Achtsamkeitspraxis kennen und die Kunst, im Hier und Jetzt zu leben.

Inspiriert u.a. von Thich Nhat Hanhs Lehren wurde auch **Jon Kabat-Zinn**, ein amerikanischer Molekularbiologe, der aufgrund seiner eigenen Meditationserfahrung nach Wegen suchte, Achtsamkeitspraxis für Menschen zu öffnen, die weniger an weltanschaulichen oder spirituellen Fragen interessiert waren als an einer konkreten Unterstützung für ihren Alltag. So entwickelte er 1979 ein Acht-Wochen-Training, das er Mindfulness-Based Stress Reduction nannte (abgekürzt MBSR oder auf Deutsch »Stressbewältigung durch Achtsamkeit«). Seither haben Tausende von Menschen diesen Kurs besucht, der weltweit unterrichtet wird. Angeregt durch die Verbreitung von MBSR und anderen achtsamkeitsbasierten Ansätzen konnte die wissenschaftliche Forschung nachweisen, dass regelmäßige Achtsamkeitspraxis eindeutig positive Auswirkungen auf die körperliche, seelische und geistige Gesundheit hat. Diese Forschung hat entscheidend dazu beigetragen, dass sich nach und nach Medizin und Psychotherapie für Achtsamkeit zu interessieren begannen und immer mehr darüber berichtet wird.

Dabei ist wichtig zu sehen, dass Achtsamkeit eine lange Geschichte hat und innerhalb der buddhistischen Traditionen, innerhalb anderer spiritueller und psychotherapeutischer Ausrichtungen ebenso wie etwa dem Yoga, Tai Chi oder Feldenkrais tief verankert ist. Die innere Haltung der Achtsamkeit wurde seit jeher von Menschen geübt und gelebt, und viele von ihnen haben oder hätten dafür sicher nie dieses Wort benützt und wundern sich vielleicht, woher auf einmal dieses ganze Interesse kommt. Denn Achtsamkeit oder Präsenz ist alles andere als eine Modeerscheinung oder der neueste Wellness-Boom. Achtsamkeit verweist letztlich auf den Kern aller spiritueller Praxis: die Fähigkeit, hinauszugehen über die Trennung zwischen »ich, hier drüben« und »die Welt da draußen«. Die tiefe Erfahrung, ungetrennt zu sein und in direktem Kontakt mit der Wirklichkeit.

Zurück zur Quelle

Der Ursprung des Wortes Achtsamkeit liegt im Begriff *sati*, einem Wort aus der Sprache des Pali, die zu Zeiten von Buddha verwendet wurde. Buddha, eigentlich Siddharta Gautama, lebte in Indien, vermutlich von etwa 560 bis 480 v. Chr., und wurde als spiritueller Lehrer unter dem Namen »der Erwachte« bekannt (von »budh«, erwachen). *Sati* lässt sich übersetzen mit »Aufmerksamkeit, Bewusstheit, erkennen, sich erinnern«. Wer beständig übt, so Buddha, sich des eigenen Körpers, seiner Gefühle, Gedanken und all der wahrnehmbaren Phänomene klar bewusst zu sein, beschreitet den Weg zu tiefem, von Äußerlichkeiten unabhängigem Glück und letztendlicher Freiheit.

Sati ist eine mentale Fähigkeit, die sich durch intensives Üben festigen lässt. So wurden Meditation und Achtsamkeitspraxis zu einem Kernstück des buddhistischen Geistestrainings, wie es seit über 2600 Jahren praktiziert wird.

Wie Achtsamkeit wirkt

Achtsamkeitspraxis hilft, rascher zu merken, wenn du auf ungünstige Weise auf Stress und Belastung reagierst, und schafft neue Handlungsspielräume. Die Gelassenheit wächst, wenn Unangenehmes weniger bewertet wird. Zugleich nimmst du deine eigenen Bedürfnisse und das, was im Leben schön und wertvoll ist, intensiver wahr: In der *Harvard Business Review* wurde kürzlich darüber berichtet, wie Achtsamkeit buchstäblich das Gehirn verändert. Die positiven Effekte auf das Wohlbefinden werden immer wieder in wissenschaftlichen Studien bestätigt. Auch eine groß angelegte Untersuchung aus dem Jahr 2015 belegt die Wirksamkeit von Achtsamkeitstraining, wie es z.B. in einem MBSR-Kurs vermittelt wird: zur gesundheitlichen Prävention bei Erwachsenen und Kindern ebenso wie als Ergänzung bei der Behandlung von Krebs, Herz-Kreislauf-Erkrankungen, chronischen Schmerzen, Depression oder Angsterkrankungen. Eine Studie von 2016 zeigt beispielsweise, dass achtsamkeitsbasiertes Training bei Menschen mit Krebs Angst und Erschöpfung vermindert, Stresshormone abbaut und den Blutdruck senkt. Nachgewiesen sind ebenso positive Auswirkungen auf beispielsweise Leistungsfähigkeit, Jobzufriedenheit, Konzentration und Kreativität. (Neugierig auf die wissenschaftliche Forschung? Die Webseite von Dr. Michael Harrer, Facharzt für Psychiatrie und Psychotherapeutische Medizin, ist ein toller Startpunkt www.achtsamleben.at/forschung.)

Achtsames Atmen
MIT EINEM ATEMZUG IN KONTAKT MIT DIR SELBST

Übungsanleitung

Achtsames Atmen ist etwas ganz Schlichtes, das jedoch erstaunlich tief greifende Wirkung entfalten kann. Du wirst ihm daher an vielen Stellen begegnen – in diesem Buch ebenso wie in den meisten Anleitungen, die sich mit Achtsamkeit beschäftigen.

Du kannst Achtsames Atmen grundsätzlich zu jeder Zeit und in jeglicher Körperhaltung üben, im Sitzen, Stehen, Gehen oder Liegen, also in Ruhestellung oder in Bewegung. Zu Beginn ist es jedoch sicher am einfachsten, wenn du dir dafür bewusst etwas Zeit nimmst und dich an einem angenehmen Ort hinsetzt.

Lies die Übung erst durch, stell dir dann einen Timer auf fünf Minuten und probiere es gleich einmal aus.

Nach Hause kommen zu dir selbst: Achtsames Atmen ist eine der einfachsten Möglichkeiten, um innezuhalten und dir eine Pause zu schenken.

- Suche dir einen ruhigen Ort, wo du gerne bist, und finde eine Körperhaltung, die es dir möglichst leicht macht, aufrecht und zugleich so entspannt wie möglich zu sitzen. Wenn du magst, schließ die Augen.

- Atme ein und spüre bewusst den Vorgang des Einatmens. Atme aus und spüre bewusst den Vorgang des Ausatmens. Du brauchst nicht absichtlich tiefer oder langsamer zu atmen als sonst. Du brauchst gar nichts an deinem Atem verändern. Sollte sich der Atem jedoch von selbst verändern, lass das einfach zu.

- Schenke dem Atem deine entspannte, fühlende Anwesenheit. Vielleicht spürst du, wie die Luft an der Nase eintritt. Wie sie kühl den Rachen hinunterstreicht. Wie sich die Brust oder die Bauchdecke ein wenig hebt. Was kannst du noch wahrnehmen?

- Und dann folgt die Ausatmung. Die Luft, die durch die Nase streicht, ist nun ein wenig angewärmt. Spürst du, wie Bauch und Brust wieder nach innen sinken? Was bemerkst du noch an körperlichen Empfindungen? Du kannst auch eine Hand auf deinen Bauch legen, um die Bewegungen des Atmens deutlicher zu spüren.

- Erlebe und genieße das Zarte, Feine, Weiche des Atems. Sei ganz da für dein Atmen, schenke ihm deine liebevolle Präsenz. Frei von Erwartungen darf einfach das sein, was jetzt ist.

- Wenn du merkst, dass du zwischendrin von Gedanken oder Geräuschen abgelenkt wirst, so ist das ganz normal. Der menschliche Geist ist rege und aktiv und wendet sich gern immer wieder neuen Dingen zu. Dass du es bemerkst, heißt, dass du dir bewusst bist, was gerade passiert – es ist also ein Zeichen von Achtsamkeit, kein Anlass für Selbstkritik! Richte einfach die Aufmerksamkeit wieder freundlich und bewusst auf das Ein- und Ausströmen des Atems.

- Das Ziel ist es dabei weder, den Atem zu kontrollieren noch Gedanken zu unterdrücken. Vielmehr vertiefst du deine Fähigkeit, dich bewusst mit der Erfahrung des gegenwärtigen Moments zu verbinden.

- Beende die Übung nach einigen Minuten, indem du sanft die Augen öffnest.

Achtsames Atmen ist eine ganz einfache und zugleich vielschichtige Praxis. Ihre Tiefgründigkeit und vielfältigen positiven Auswirkungen kannst du nur spüren, wenn du sie immer wieder praktizierst. Das ist ein bisschen, als würdest du Gitarre spielen lernen wollen. Wenn dir jemand zeigt, wie du eine Gitarre hältst und wie du die Saiten anschlägst und du es einmal ausprobierst, dann hast du einen wichtigen Schritt gemacht. Doch die Freude und das wirkliche Eintauchen in das Spielen kommen erst mit der Zeit.

> **Je weniger Erwartungen du hast, desto offener und entspannter kannst du dich auf die Erfahrung einlassen. Es darf so sein, wie es ist!**

Was Achtsames Atmen bewirken kann

- Durch die Konzentration auf den Atemvorgang wird der Atem häufig von selbst tiefer, ohne dass du dich darum bemühen müsstest. Die meisten Menschen atmen gewohnheitsmäßig relativ flach. Je tiefer und voller der Atem, desto ruhiger und entspannter wirst du.

- Auch die aufrechte, entspannte Körperhaltung kann zu innerer Ruhe und einem Gefühl von Präsenz und Selbstvertrauen beitragen.

- Beim Achtsamen Atmen versuchst du nicht, Gedanken loszuwerden, du schenkst ihnen bloß keine besondere Aufmerksamkeit. Wann immer du merkst, dass sie sich in den Vordergrund drängen, wendest du deine bewusste Wahrnehmung wieder dem Atem zu. Dabei trainierst du zugleich Gelassenheit und Geduld.

- Gedanken drehen sich häufig um vergangene oder erwartete Schwierigkeiten und versetzen uns damit in Stress. Die Übung hilft dir, sie als das zu erkennen, was sie sind – Worte in deinem Kopf, nicht mehr. So entsteht mehr Abstand.

- Vor allem jedoch übst du, mit der Aufmerksamkeit voll und ganz bei deiner eigenen Erfahrung des jetzigen Moments zu sein – was ja die zentrale Idee von Achtsamkeitspraxis ist.

Glaube
NICHT ALLES,
was du *denkst*

Kaum etwas macht uns so zu schaffen wie das ewige Geplapper in unserem Kopf – unruhige Gedanken, die sich wie Affen von einem Ast zum nächsten hangeln und uns in Grübelspiralen verwickeln, aus denen wir nur schwer wieder herausfinden.

Gedanken sind vor allem dann schwierig, wenn wir keinen Abstand zu ihnen haben. Entscheidend ist zu erkennen, dass Gedanken erst einmal nichts weiter sind als Worte in deinem Kopf. Sie haben, so wie Buchstaben auf einem Stück Papier, in sich keine reale Substanz. Worte auf einem Stück Papier oder auf einem Computerbildschirm sind schwarze Striche und Punkte. Wenn auf dem Papier steht: »Du bist ein rosafarbener Elefant«, so beschäftigt dich das nicht weiter. Warum? Du weißt ja, dass es nicht stimmt. Wenn da steht: »In Wirklichkeit bist du ein totaler Loser«, so sieht das möglicherweise schon anders aus. Vielleicht befürchtest du, es könnte wahr sein. Doch erst einmal sind beide Sätze einfach nur schwarze Punkte und Striche auf dem Papier bzw. wenn du sie denkst, Worte und Silben in deinem Kopf. Gedanken sind flüchtig, sie haben keine materielle Substanz, weder der Elefantensatz noch der Losersatz.

Gedanken sind keine Tatsachen

Die starke Macht von Gedanken entsteht, wenn wir nicht erkennen, dass Gedanken bloß Gedanken sind – und keine Tatsachen! Wir tendieren allerdings dazu, Gedanken grundsätzlich als wahr, wichtig und bestimmend für unser Verhalten anzusehen. Dabei ist nicht einmal die Frage nach dem Wahrheitsgehalt entscheidend. Gedanken können wahr sein oder auch nicht, doch selbst wenn sie wahr sind, müssen sie in der aktuellen Situation nicht unbedingt hilfreich sein. Wenn du beispielsweise gerade Italienisch lernen möchtest und du während eines holprigen Gesprächs denkst: »Ich spreche einfach nicht gut Italienisch, sicher mache ich jede Menge Grammatikfehler«, so entspricht das möglicherweise den Tatsachen – dennoch ist es kein Gedanke, der dich bei der Gesprächsführung unterstützt. Im Gegenteil, er hemmt dich und macht dich unsicher, was eher zu mehr als zu weniger Fehlern führen wird.

Übe dich also möglichst oft darin zu bemerken, dass dir ein Gedanke durch den Kopf geht, damit du entscheiden kannst, ob du dein Verhalten oder deine Stimmung von diesem Gedanken bestimmen lassen willst oder nicht.

> »Man muss sich durch die kleinen Gedanken, die einen ärgern,
> immer wieder hindurchfinden
> zu den großen Gedanken, die einen stärken.«
>
> Dietrich Bonhoeffer

Mit schwierigen Gedanken umgehen

Gegen Gedanken anzukämpfen und sie loswerden zu wollen, lässt sie eher hartnäckiger werden. Du brauchst sie nicht zum Verschwinden zu bringen. Wichtig ist, dass du Abstand gewinnst.

- Mach dir klar, dass du einen Gedanken *hast*, du aber nicht dieser Gedanke *bist*. Du bist sehr viel mehr als deine Gedanken und dein Verstand.

- So wie du nicht jedes Lied im Radio mögen oder bis zum Ende anhören musst, kannst du auch Gedanken als Teil einer Radiostation betrachten. Du kannst deine Gedanken auf voller Lautstärke hören, aber auch lernen, sie eher als Hintergrundgedudel wahrzunehmen, das langsam unwichtiger wird. Mit Übung und Beharrlichkeit lässt sich der Charakter der innerlichen Radiostationen verändern, sodass sie dich eher unterstützen als beschweren.

- Wenn du einen schwierigen Gedanken bemerkst, probiere aus, ihn innerlich zu wiederholen und ihn dabei etwas zu verändern, indem du davorsetzt: »Ich habe den Gedanken, dass«. Aus »Ich kann das nicht« wird dann »Ich habe den Gedanken, dass ich das nicht kann«. Noch mehr Abstand gewinnst du, wenn du innerlich sagst: »Ich bemerke, dass ich den Gedanken habe, dass ich das nicht kann«.

- Schwierige Gedanken verlieren ihre Macht, wenn du sie innerlich (oder laut) singst, nach irgendeiner Melodie: Happy Birthday, Alle meine Entchen, dein Lieblingssong ... Oder wiederhole den Gedanken in einer Comic-Stimme oder mit der Stimme einer Filmfigur, z.B. von Donald Duck, Miss Piggy, Darth Vader oder Yoda ...

- Wenn du bestimmte Gedanken immer wieder bemerkst, gib der dazugehörigen Geschichte einen Titel, als wäre es ein Roman oder ein Film: z.B. »Ah, wieder einmal die ›Ich-bin-ein-Versager‹-Story« oder »Ja, ja, ich weiß schon, ein neues Kapitel der ›Keiner-mag-mich‹-Saga.«

- Wenn du einen belastenden Gedanken bemerkst, lächle ihm zu. Hört sich leicht an, ist es aber nicht unbedingt. Probiere es aus!

- Suche nach dem Bedürfnis hinter Gedanken, die gar nicht aufhören wollen. Was versucht sich da Gehör zu verschaffen? Hinter selbstkritischen Gedanken kann z.B. ein Bedürfnis nach Sicherheit vor Bestrafung oder nach Zugehörigkeit stecken (»Ich darf nichts tun, was dazu führen könnte, das andere mich nicht mehr mögen«). Wird das dahinterliegende Bedürfnis gesehen und anerkannt, kann der Gedanke oft verschwinden.

- Beglückwünsche dich zu jedem kleinen Moment, in dem es gelingt, eine kritische Distanz zu deinem eigenen Denken herzustellen.

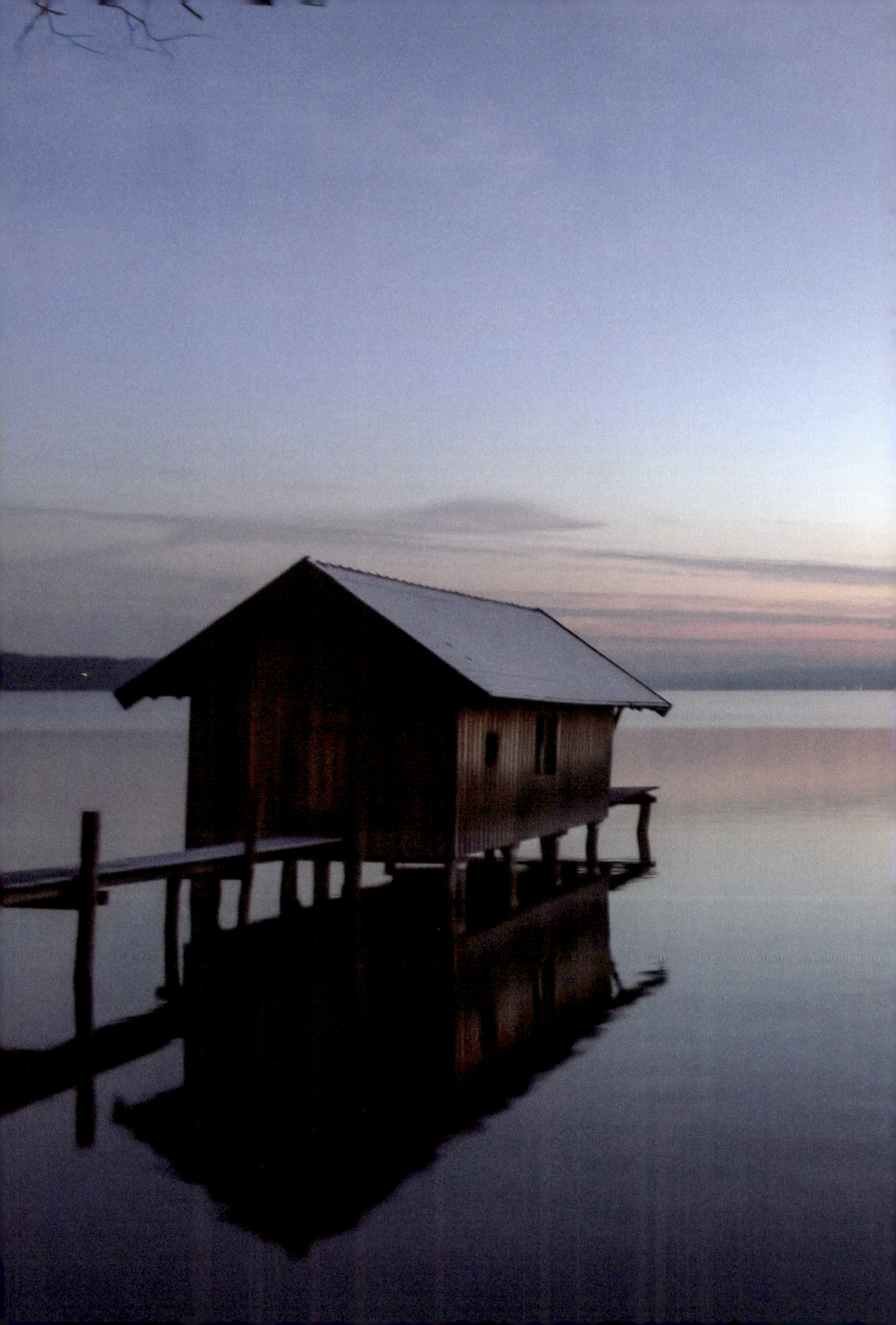

»Einatmend weiß ich, dass ich einatme.
Ausatmend weiß ich, dass ich ausatme.
Das hört sich vielleicht sehr schlicht an, fast banal.
Doch wenn ich diesen Atemzug

WIRKLICH SPÜRE,

bin ich in genau dem Moment frei.
Frei von Reue über die Vergangenheit, *frei* von Sorgen über die Zukunft.«

Thich Nhat Hanh

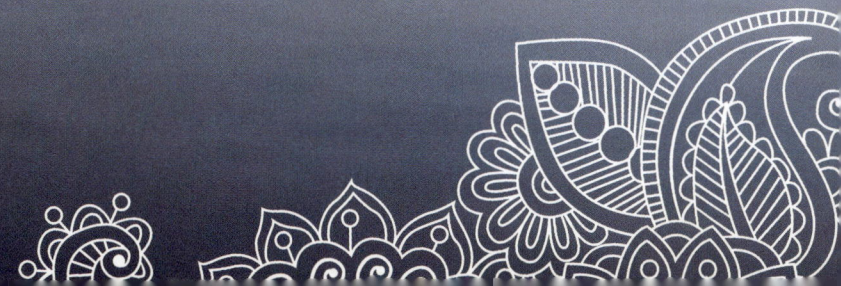

Sich um den eigenen
SCHMERZ
kümmern

Schmerzliche Gefühle kennt jeder von uns: Traurigkeit, Angst, Enttäuschung, Eifersucht … Üblicherweise versuchen wir, diese oder andere schwierige Emotionen möglichst rasch loszuwerden, sie zu unterdrücken oder uns abzulenken, damit wir sie nicht spüren. Achtsamkeit schlägt etwas vor, was vielleicht erst einmal seltsam erscheint: nämlich sich ihnen liebevoll zuzuwenden.

Solche Erfahrungen gehören zu unserer menschlichen Existenz: Wir werden krank. Wir verlieren einen Menschen, der uns wichtig ist, sei es durch Trennung, veränderte Umstände oder den Tod. Etwas, was wir uns sehr gewünscht haben, tritt nicht ein. Schönes verändert sich in etwas weniger Schönes. Wir büßen mit dem Älterwerden vielleicht Fähigkeiten ein oder müssen bestimmte Lebensträume irgendwann begraben. Dazu kommen bei vielen von uns Schatten aus der Vergangenheit, die uns belasten: alter Groll und emotionale Verletzungen, die wir schwer loslassen können, Ängste und innere Blockaden, die wir vielleicht schon seit der Kindheit mit uns herumtragen.

Bei den verschiedenen Möglichkeiten, mit diesen Schwierigkeiten umzugehen, sind Verdrängen und Nicht-wahrhaben-Wollen auf Dauer vermutlich die am wenigsten günstigen. Was kann helfen?

»Hallo, meine Traurigkeit«

Statt uns abzulenken, könnten wir uns unserem Schmerz und Kummer zuwenden – so liebevoll, wie eine Mutter ihrem weinenden Baby. Üblicherweise fürchten wir uns vor schmerzlichen Gefühlen, wollen sie loswerden oder machen uns Vorwürfe, weil wir uns schlecht fühlen. Ein achtsamer Umgang mit schwierigen Gefühlen würde heißen, erst einmal zu bemerken, dass sie da sind, ohne sie gleich als negativ zu bewerten oder verändern zu wollen. Thich Nhat Hanh schlägt vor, mit dem eigenen Kummer zu sprechen:

**»Hallo, meine Traurigkeit,
ich sehe, dass du da bist.
Ich will mich gut um dich kümmern.«**

Je mehr du dich in Achtsamkeit übst, desto selbstverständlicher wird sie dir auch in herausfordernden Zeiten zur Verfügung stehen. Das bedeutet nicht, dass der Schmerz dadurch verschwinden wird. Doch indem du dich nicht dafür verurteilst, dass du ihn spürst, keinen Widerstand dagegen aufbaust, machst du ihn nicht schwieriger, als er ohnehin schon ist.

Stell dir vor, du hättest dir gerade mit dem Hammer auf den Daumen gehauen. Au, das tut echt weh! Meinst du, dass es eine gute Idee wäre, so darauf zu reagieren, dass du noch ein zweites Mal draufschlägst? Wohl kaum, oder? Aber verhalten wir uns üblicherweise im Umgang mit inneren Schwierigkeiten nicht so ähnlich? Du bist traurig und kritisierst dich dafür, weil du denkst, du solltest nicht so empfinden. Du fühlst dich klein und einsam und eine Stimme in dir schimpft: »Reiß dich mal zusammen! Streng dich gefälligst mehr an!« Das tut doppelt weh. Da ist schon das ursprüngliche schmerzliche Gefühl und jetzt kommt noch der Druck dazu, dass du dich anders fühlen solltest.

Stell dir vor, wie eine einfühlsame Mutter sich verhalten würde, wenn ihr geliebtes Kind weint. Wie geht eine mitfühlende Freundin mit dir um, wenn du leidest? Und wie wäre es, wenn du dir diese Aufmerksamkeit, diese liebevolle Zuwendung selbst zukommen ließest?

Lass dich selbst nicht allein, wenn es dir schlecht geht.

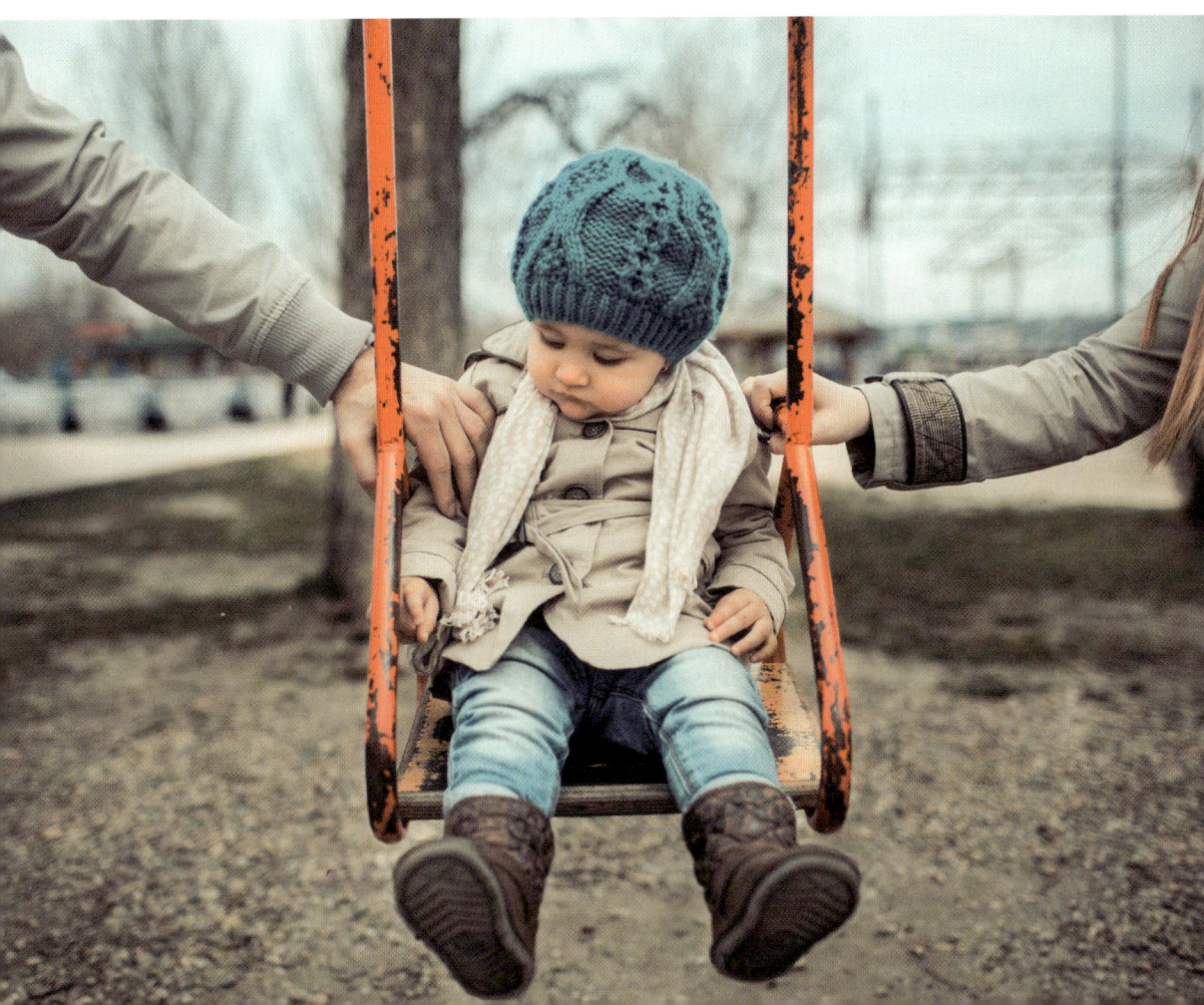

FLIEGEN
mit *zwei Flügeln*

Achtsamkeit hat zahlreiche Aspekte – ähnlich wie ein Diamant, der viele Facetten besitzt. Daher gibt es auch ganz unterschiedliche Arten, sie zu beschreiben.

Mir gefällt die Vorstellung von Achtsamkeit als einer inneren Haltung, die von zwei Flügeln getragen wird: Bewusstheit und Gelassenheit. Dieses Metapher habe ich einmal auf einer Darstellung von Dr. Stefan Schmidt gesehen, der am Universitätsklinikum Freiburg zu Meditation und Achtsamkeit forscht.

Bewusstheit meint: Ich bin mir klar darüber, was gerade geschieht.
Meine Aufmerksamkeit ist gezielt bei dem, was ich im Moment erlebe. Wie oft funktionieren wir hingegen eher, als wären wir auf »Autopilot« geschaltet?
Du erledigst alle notwendigen Handgriffe, aber bemerkst gar nicht, was du eigentlich tust. Du fährst eine bekannte Strecke mit dem Auto und fragst dich beim Aussteigen, wie du am Ziel angekommen bist. Du reißt die Verpackung eines Schokoriegels auf und eh du dich versiehst, ist er in deinem Magen verschwunden, ohne dass du das Essen richtig bemerkt hättest. Du durchläufst deinen Tag, bist jedoch gar nicht wirklich »dabei«.

Du funktionierst. Am Abend bist du nicht selten fix und fertig, aber ohne das angenehme Wissen, etwas Sinnvolles getan zu haben.
Bewusstheit ist das Gegenteil davon. Deine Sinne sind wach. Du merkst, was du siehst, was deine Hände gerade tun. Du freust dich am Riechen, am Schmecken, du bist lebendig in deinem Körper. Du nimmst deine Umgebung wahr und dich selbst. Daher merkst du auch, wann du eine Pause brauchst, ob gerade dein Einsatz verlangt wird oder du auch einmal anhalten kannst. Du weißt, was Priorität hat. Du bist präsent für dein eigenes Leben und für die Welt.

Gelassenheit meint: Ich akzeptiere, was ich nicht ändern kann.
Das Leben eines jeden Menschen gestaltet sich manchmal schön und manchmal schwierig. Du, ebenso wie jeder von uns, erlebst angenehme und unangenehme Situationen. Das ist normal. Wenn du Gelassenheit entwickelst, gehst du nicht in einen Kampf mit Dingen, die sich nicht ändern lassen. Dabei bist du nicht passiv oder resignativ. Du hast die Fähigkeit, anzuerkennen, dass die Dinge sind, wie sie sind, auch wenn sie dir nicht gefallen. Und du erkennst die Möglichkeiten, die es gibt, um mit der Situation, in der du gerade bist, sinnvoll und angemessen umzugehen.

Wer Gelassenheit entwickelt, lernt anzuerkennen: Ja, so ist es. Selbst dann, wenn es mir nicht gefällt. Es ist so.

Bewusstheit ACHT SAM KEIT Gelassenheit

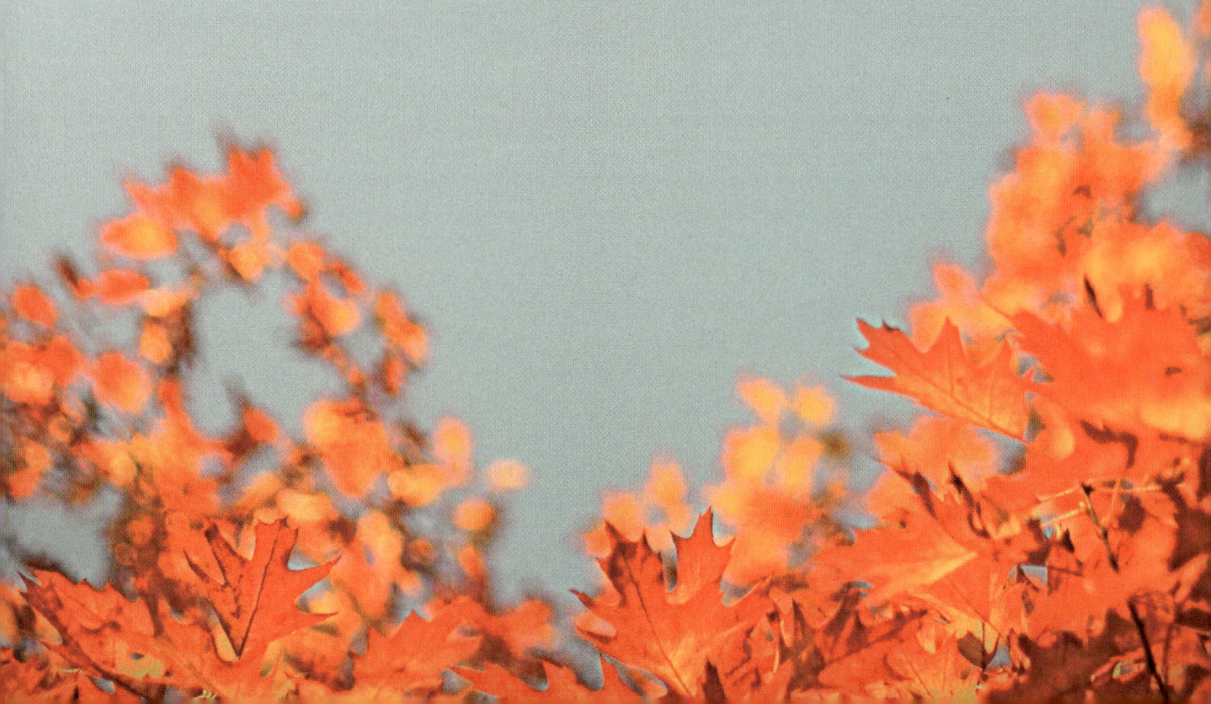

BEWUSSTHEIT
schafft *Veränderung*

Dass mehr Bewusstheit und Gelassenheit im eigenen Leben guttäten, dem würden wohl die meisten Menschen zustimmen. Doch wie kann es gelingen, etwas davon im Alltag umzusetzen?

Ich selbst habe erst neulich beim Ausräumen der Spülmaschine wieder ein AHA-Erlebnis gehabt. Folgende Situation:
Ich räumte die volle Spülmaschine aus. In den umgedrehten Tassen hatte sich oben Wasser gesammelt, das beim Herausholen auf den Fußboden tropfte. Missmutig wischte ich rasch mit einem Lappen darüber. Die Gläser klirrten aneinander, als ich sie ein wenig fahrig und unaufmerksam in den Schrank stellte. Wer räumt schon gern die Spülmaschine aus? Keine sehr beliebte Tätigkeit. Ich beeilte mich, wollte schnell damit fertig werden. Und auf einmal – auf einmal merkte ich, was ich da tat. Spürte meine Ungeduld. Meine latente Anspannung, meine Gereiztheit. Und erkannte, dass es eine Seite in mir gab, die wollte, dass diese Tätigkeit möglichst schnell vorbei ist, damit ich endlich etwas Angenehmeres tun konnte.
Halt mal, sagte ich dann zu mir selbst. *Steig aus diesem Fahrwasser aus.* Schon richtig, dass das Ausräumen

der Spülmaschine nicht das Angenehmste von der Welt ist. Aber ich mache es mir gerade weitaus unangenehmer, als es eigentlich ist. Und zwar weil ich weg will von da, wo ich bin, und mich an einen Ort wünsche, den ich mir angenehmer vorstelle. Indem ich etwas als unangenehm bewerte. Indem ich eine »Mag-ich-nicht«-Haltung vor mir hertrage.
Ich musste lächeln, denn kaum dass ich mich gefragt hatte, was ich hier eigentlich treibe und warum, begann der Zauber zu wirken. Ich erkannte:

Ich muss gar nichts TUN. Die Bewusstheit selbst schafft die Veränderung

Ich musste mich nicht anstrengen, um dieselben körperlichen Bewegungen beim Herausnehmen des Geschirrs nun mit Aufmerksamkeit, Entspannung und einem Stück Wohlbefinden auszuführen statt mit Hektik, Anspannung und Genervtsein. Es geschah ganz von selbst. Weil ich merkte, mit welcher inneren Haltung ich bei der Sache war und dass es auch andere Optionen gibt. Durch dieses

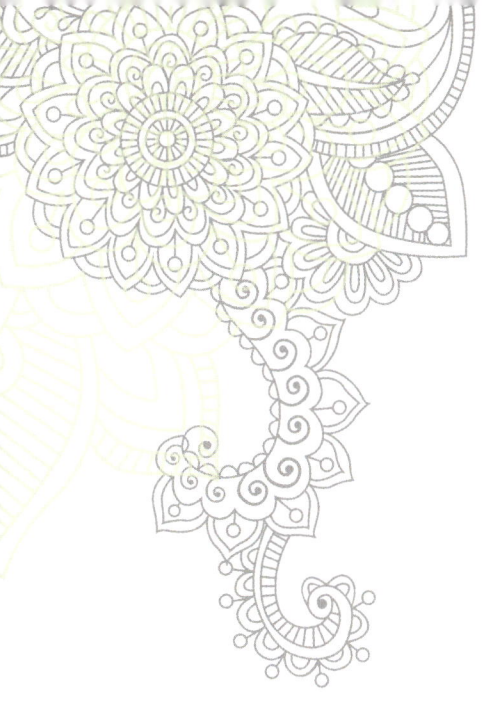

Erkennen kann eine kleine Pause entstehen, ein Stück Distanz. Ein Freiraum, in dem ich jederzeit aussteigen kann aus meinem Genervtsein. Gelingt mir ein solcher Wechsel immer, in jeder Situation? Nein.

Und passiert es, dass ich unbemerkt in die genervte innere Haltung zurückschlüpfe? Ja.

Doch gelingt es immer öfter. Und zwar umso öfter, je häufiger ich bewusst bemerke, was gerade geschieht. Dann schaue, ob es möglich ist, es nicht zu bewerten – nicht gut, nicht schlecht zu finden, es einfach als das wahrzunehmen, was es ist –, und mich in Gelassenheit übe.

Warum der Junge auf dem Foto Spaß hat beim Abspülen? Weil ihm sein Kopf nicht sagt, dass das eine blöde, langweilige Tätigkeit ist. Weil er sein Tun nicht bewertet. Weil er mit all seinen Sinnen bei der Sache ist und ihr seine ganze Aufmerksamkeit schenkt. Das können Kinder besonders gut. Und wir können es wieder lernen. Mit einer veränderten inneren Haltung verändert sich zugleich unser Erleben von allem, was wir tun.

Das bedeutet allerdings nicht, dass durch Achtsamsein etwas, was ich unangenehm finde, automatisch angenehm wird. Wenn ich gerade eine volle Babywindel wechsele und mit Achtsamkeit dabei bin, könnte es sein, dass ich den Geruch intensiver und dadurch vielleicht sogar unangenehmer wahrnehme. Ich würde aber vermutlich auch merken, dass der Geruch nur *ein* Element der Situation ist und dass es an mir liegt, worauf ich meinen Fokus richte. Der Geruch ist eben da, aber zugleich ist da auch ein kleiner strampelnder Mensch, dem ich meine Liebe und Aufmerksamkeit schenken kann.

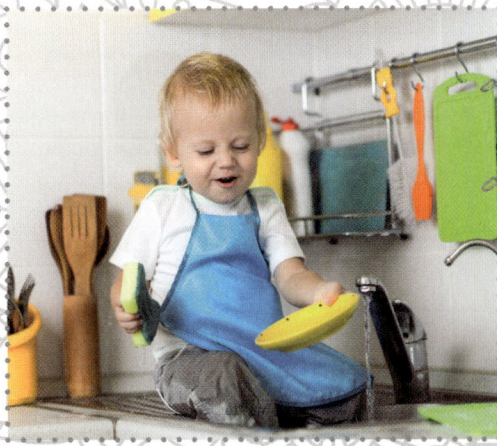

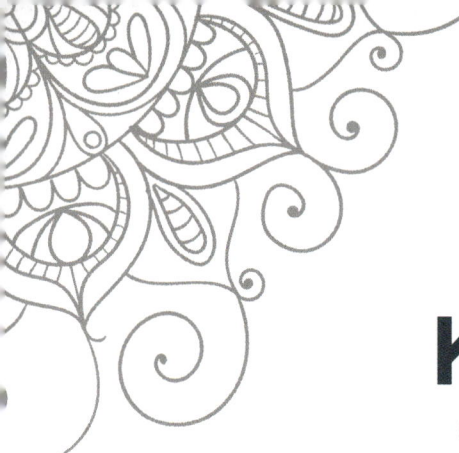

Die
KUNST
des *Innehaltens*

Das Tempo, mit dem wir durchs Leben rasen, scheint von Jahr zu Jahr höher zu werden. Doch das liegt nicht nur an der gesellschaftlichen und technischen Entwicklung. Auch wir selbst tragen dazu bei.

Zeitnotstand. Eine Welt aus immer mehr Möglichkeiten und Optionen, in der immer mehr Dinge zu entscheiden sind, immer mehr Mails, SMS und andere elektronische Nachrichten eintreffen, die um unsere Aufmerksamkeit buhlen und die wir immer schneller beantworten müssen – oder zumindest glauben wir das. Ein Arbeitsalltag, der laufend auf Effizienz hin unter die Lupe genommen wird: Wo können wir noch sparen, wo lässt sich noch etwas abknapsen? Schon Grundschulkinder leben in einer durchgetakteten Welt, in der immer weniger Zeit bleibt, in der sich einfach ungeplant etwas entwickeln darf, in der es Leerlauf und Muße gibt. Wer soll dabei gesund bleiben? Doch auch viele Menschen, die von außen betrachtet ein beschauliches Leben führen, berichten oft von Zeitdruck. So erzählte eine Kursteilnehmerin, dass sie zwar schon einige Jahre in Rente sei, aber immer noch nicht abschalten könne. Das Gefühl, gehetzt zu sein, immer etwas erledigen zu müssen, sei ihr so zur zweiten Natur geworden, dass sie sich schwer tue, sich eine Pause zu gönnen – obwohl sie eigentlich Zeit genug habe.

Daran zeigt sich, dass Zeitdruck nicht nur durch äußere Umstände entsteht und dass er nicht einfach aufhört, weil sich im Außen etwas verändert. Die Erfahrung, auch am Wochenende oder im Urlaub nicht abschalten zu können, ist dir vielleicht vertraut. Viele von uns haben die Kunst des Innehaltens verlernt.

Achtsamkeit ist nichts, was wir einmal entwickeln und was uns dann für alle Zeiten zur Verfügung steht. Achtsamkeit ist eine Energie, die sich in jedem Moment unseres Lebens wieder neu entfaltet – doch dafür müssen wir in diesem Moment anwesend sein. Wir müssen anfangen, die Gewohnheit, ständig zu rasen und zu hasten, abzulegen.

> »Und dann muss man ja immer noch Zeit haben, einfach dazusitzen und vor sich hin zu schauen.«
>
> *Astrid Lindgren*

» Achtsamkeit heißt,
STAUNEND in den Nachthimmel
zu schauen und die funkelnden Sterne
wahrzunehmen – bevor unser Verstand sagt:
›Das ist der große Wagen.‹« Christopher Germer

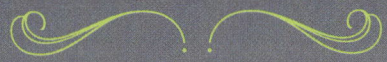

HALLO
INNEREN FREIRAUM FINDEN

Übungsanleitung

Die fünf Buchstaben des Wörtchens HALLO stehen als Abkürzung für eine ganz einfache, aber sehr wirkungsvolle Möglichkeit, während des Tages immer wieder innezuhalten, dich zu zentrieren und in deine innere Mitte zu finden.

HALLO

| Halt | Atmen | Lassen | Lächeln | Offen werden |

Halt

Der erste Schritt ist der kleinste, unscheinbarste, aber zugleich auch der wichtigste. Findet der nämlich nicht statt, kann auch nichts Weiteres entstehen und sich verändern. Anhalten. Sag dir selbst: »Moment mal. Stopp!« Der Kopf meint dann schnell: »Dazu habe ich jetzt keine Zeit.« Doch das stimmt nicht. Der ganze HALLO-Vorgang dauert, vor allem, wenn du dich an ihn gewöhnt hast, nicht mehr als dreißig oder vierzig Sekunden!

Halte einen Moment inne. Es ist ein kurzes Aussteigen aus dem Gefühl des Getriebenseins. Denn auch wenn du ganz real viel zu tun hast, so entsteht der Eindruck des Gehetztseins doch viel eher durch eine innere Trance gewohnheitsmäßiger Anspannung als durch äußere Umstände. Das Innehalten ist wie ein Erwachen aus dieser Trance. Du merkst: »Hallo, ich bin ja auch noch da!«

Das Anhalten kann, muss aber nicht notwendigerweise auf der körperlichen Ebene sichtbar sein. Falls es möglich ist, stehenzubleiben oder das, was du gerade tust, eine Minute zu unterbrechen – schön. Du kannst aber sehr wohl auch innehalten und aus dem inneren Gehetztsein aussteigen, während du beispielsweise die Straße entlanggehst oder im Auto sitzt.

> Diese kleine Übung ermöglicht dir, aus dem Getriebensein auszusteigen. Erlaube dir solche Momente von Freiraum am besten zehn-, fünfzehnmal jeden Tag.

Atmen

Anhalten und atmen, das geht nahtlos ineinander über. Nimm einen
bewussten Atemzug. Erlaube dir im wahrsten Sinne des Wortes eine
Atempause. Bewusstes, achtsames Atmen bringt dich sofort in Kontakt
mit dir, erdet und stabilisiert dich.

Lassen

Lass die Situation einen Moment sein, wie sie ist. Lass dich einen Moment sein, wie du jetzt gerade bist. Nichts verändern. Nicht kämpfen.
Einfach einen Moment da sein.

Lächeln

Mit dem Stückchen Weite, das oft durch das Lassen entsteht, kann auch
ein Lächeln auftauchen. Ein ganz kleines, das man von außen vielleicht
nicht einmal wahrnehmen würde. So, als würdest du dir ein Lächeln in
die Augenwinkel setzen. Dabei bewegen sich die Augenringmuskeln. (Das
ist die Stelle, die den Unterschied ausmacht zwischen einem »echten«
und einem bloß höflich aufgesetzten Lächeln.) Und sobald sich diese
kleinen Muskeln links und rechts am äußeren Augenwinkel entspannen,
geschieht oft etwas Magisches: Die meisten Menschen erleben dadurch
ein unmittelbares Gefühl von Entspannung, Leichtigkeit und Wohlbefinden (das wieder abebbt, wenn der Muskel wieder in seine »mürrische«
Haltung einrastet).
Es ist damit nicht gemeint, mit einem Lächeln so zu tun, als ob alles
in Ordnung wäre, wenn dir eigentlich zum Heulen oder Türenknallen
zumute ist. Das sanfte oder innere Lächeln, falls es sich in dieser Situation
gerade stimmig anfühlt, ist eher ein Ausdruck von Freundlichkeit und
Wertschätzung dir selbst gegenüber.

Offen werden

Du sagst Stopp zu dir selbst, hältst einen Augenblick inne, atmest einmal
durch, lässt dich und die Situation so sein, wie es eben gerade ist, und
vielleicht gelingt es, dir selbst einen Moment etwas Freundlichkeit zu
schenken – all das dauert nur wenige Sekunden, die jedoch einen großen
Unterschied machen können: Du bist wieder mit dir selbst verbunden.
Du bist wieder wach und präsent. Und von hier aus öffne dich dem gegenwärtigen Augenblick. Ohne dich anzustrengen, begegne einfach dem
Leben, wie es sich gerade zeigt, mit einer Haltung von Offenheit. Werde
dir bewusst, was du gerade siehst, was du spürst, wo du bist, ohne etwas
Besonderes zu erwarten. Aus dieser zentrierten inneren Haltung heraus
kannst du entscheiden, was dein nächster Schritt sein soll.

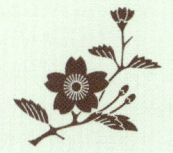

PAUSE MACHEN
will *gelernt* sein

Weil wir uns mit dem Innehalten so schwertun, gönnen wir uns häufig auch keine Pausen. Wir denken, bis wir uns eine Pause erlauben dürfen, muss erst alles erledigt sein. Aber hast du es wirklich schon einmal erlebt, dass alle Punkte auf deiner To-do-Liste abgehakt waren, ohne dass schon wieder neue aufgetaucht wären?

Die folgende Geschichte, die der buddhistische Mönch Ajahn Brahm in seinem Buch *Die Kuh, die weinte* erzählt, zeigt, dass wir selbst den Punkt setzen müssen, an dem genug genug ist.

Was getan wurde, ist fertig

»Von Juli bis Oktober übernimmt der Monsun das Regiment in Thailand. In dieser Zeit stellen die Mönche ihre Reisen ein, legen alle Projekte und Werkstücke zur Seite und widmen sich ausschließlich dem Studium und der Meditation. Diese Periode wird ›Vassa‹ genannt, das ›Regen-Retreat‹.

Vor einigen Jahren errichtete ein berühmter Abt in Thailand eine neue Halle in seinem Waldkloster. Zum Zeitpunkt des Regen-Retreats ließ er alle Arbeiten einstellen und schickte die Bauarbeiter nach Hause. Im Kloster war jetzt die Zeit der Stille angebrochen.

Als ein Besucher ein paar Tage später das halbfertige Gebäude sah, fragte er den Abt, wann die Halle denn fertig sein würde. Ohne zu zögern, antwortete der Abt: ›Die Halle ist fertig.‹

›Was meinst du damit: Die Halle ist fertig?‹, fragte der Besucher verblüfft. ›Sie hat kein Dach, keine Fenster oder Türen. Überall liegen Holzstücke und Zementsäcke herum. Soll denn das alles so bleiben? Bist du verrückt? Was soll das heißen: Die Halle ist fertig?‹

Der alte Abt lächelte und erwiderte gelassen: ›Was getan wurde, ist fertig.‹ Und damit schritt er davon, um zu meditieren.

Dies ist die einzige Möglichkeit, sich ein Retreat oder eine Pause zu gönnen. Sonst wird unsere Arbeit nie fertig.«

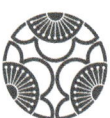

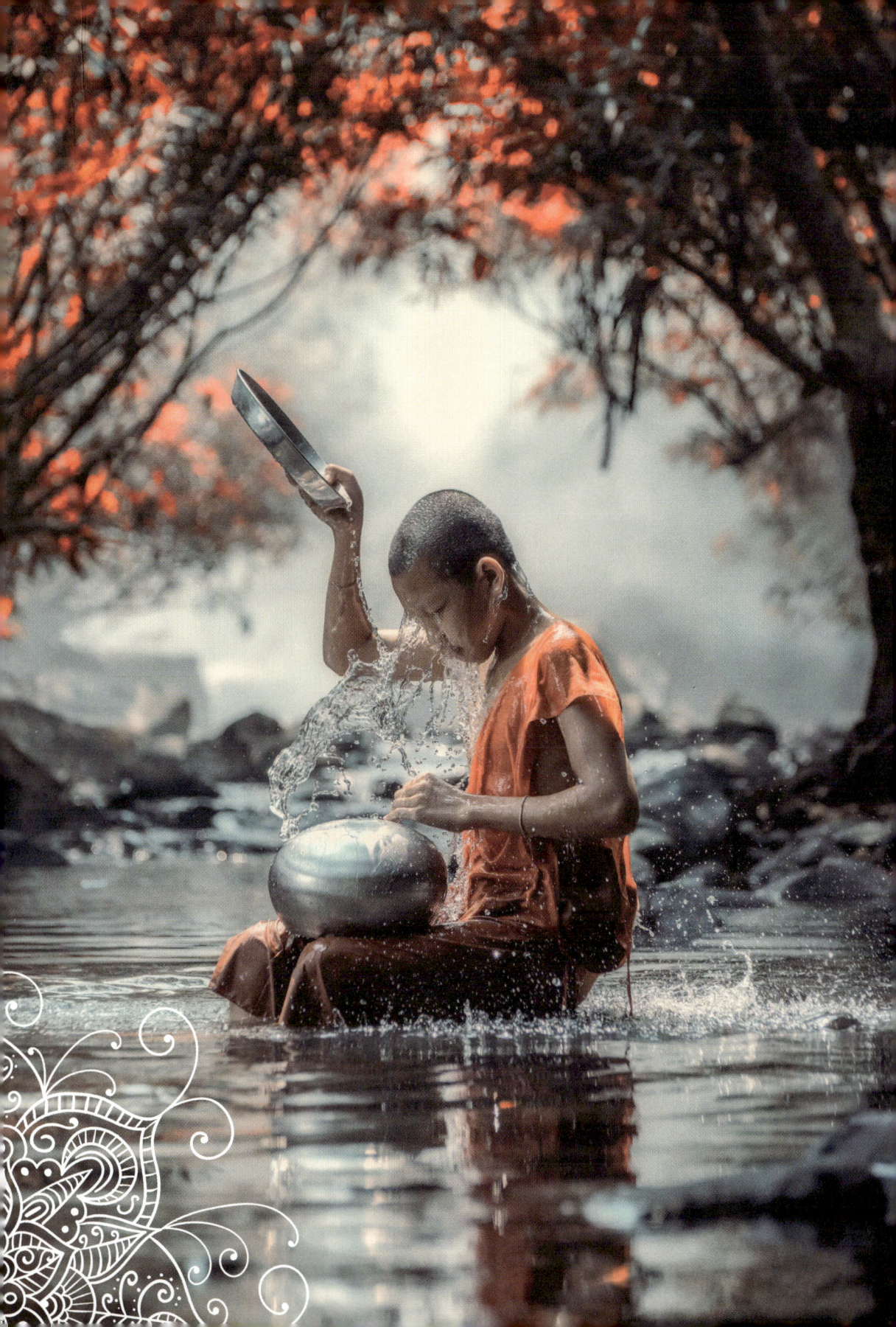

Was getan wurde, ist fertig, erklärt der thailändische Abt in der Geschichte. Ein kleiner Satz mit großer Tragweite.

Wir sind so gewohnt, auf das zu schauen, was noch nicht fertig ist, dass wir üblicherweise nicht sehen oder wertschätzen, was bereits getan wurde, was wir bereits erledigt haben. Doch auch die Halle, die gerade mitten im Entstehungsprozess begriffen ist, ist fertig soweit, wie sie eben in diesem Moment fertig ist. Das, was getan wurde, ist fertig. Der Abt wäre schlecht beraten, würde er seinen Mönchen erst dann die Möglichkeit zu innerer Einkehr oder einer Pause geben, wenn die Halle komplett erbaut wäre. Das könnte noch Wochen oder Monate dauern und wer weiß, welche wichtigen Arbeiten bis dahin an anderer Stelle schon wieder begonnen wären, die eine Pause angeblich auch nicht zuließen?

»Viele haben die verrückte Idee, dass sie sich erst entspannen dürften, wenn alles erledigt sei. Entspannung soll eine Belohnung sein«, sagte die Trainerin und Autorin Carola Kleinschmidt einmal in einem Interview und fragte provokant weiter: »Aber womit will man denn fertig werden? Mit dem Leben?«

Wenn wir uns selbst keine Erholungspausen gönnen, gibt sie uns niemand! Wenn wir darauf warten, bis alle Punkte unserer To-do-Liste abgearbeitet sind und wir nichts mehr zu tun haben, können wir lange warten!

Wenn du anfängst, öfter innezuhalten, wirst du merken, dass viel von dem Druck, den du oft spürst, nicht nur von außen, sondern von innen kommt. Denn wenn du genau hinschaust, merkst du vielleicht, dass dir in der Realität gar niemand die Pistole ins Genick setzt und dich zwingt weiterzumachen, obwohl du eigentlich eine Pause bräuchtest – auch wenn es sich oft genug genauso anfühlt. Damit will ich nicht sagen, dass du dir das alles nur einbildest oder dass du nicht unter Druck von außen stehst (fordernder Chef, schreiendes Baby, drängende Deadlines etc.). Doch das Gefühl des Getriebenseins entsteht ganz stark in uns selbst. Es ist eine eingefleischte Gewohnheit: ein Prozess aus unbewussten Gedanken, automatischen Verhaltensmustern, kulturellen Traditionen, unhinterfragten Annahmen, körperlichen Reaktionen und vielem anderen mehr. Dieses komplexe Zusammenspiel könnte man auch den »inneren Antreiber« nennen. Neben den äußeren Antreibern macht uns dieser innere Einpeitscher oft das Leben schwer.

Wann ist mal Schluss?

In früheren Zeiten waren Bereiche wie Arbeit und Freizeit klarer getrennt. Es gab feste Rahmenbedingungen, klare Feierabend- und Pausenregelungen. Heute dringt immer mehr Arbeit schleichend in unsere Frei-Zeit ein. Natürlich haben flexible Arbeitszeiten oder die Möglichkeit, auch von zu Hause aus auf den Büro-Server zuzugreifen oder eine Kundenanfrage zu beantworten, erhebliche Vorteile. Es erleichtert die Vereinbarkeit von Familie und Beruf, reduziert Anwesenheitspflicht, die nicht effektiv ist, und verschafft uns jede Menge neuer Freiheit. Die hat jedoch auch eine Kehrseite,

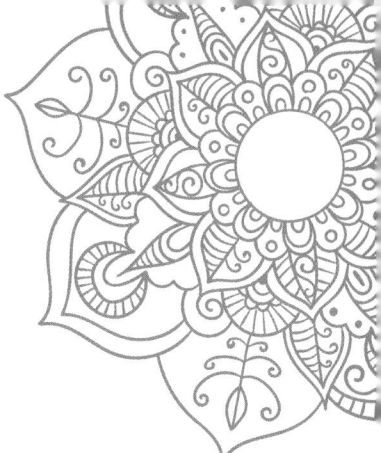

die vielen von uns nicht bewusst ist: Wir müssen nämlich die Freiheit, unsere Arbeitszeit selbstbestimmt einzuteilen, auch dahingehend ausüben, dass wir selbstbestimmt Pausen einlegen und die Arbeit bewusst zur Seite legen und beenden.

Die Kultur des »Höher, schneller, weiter« und »Yes, you can« suggeriert uns, wir könnten alles schaffen, wir müssten uns eben nur genug anstrengen, noch mehr Leidenschaft entwickeln. Das, was rasch in den Bereich der Selbstausbeutung rutscht, wird gesellschaftlich dann zur großen neuen Freiheit stilisiert. Nicole Plinz und Hans-Peter Unger, die in einer Hamburger Klinik mit Burnout-Betroffenen arbeiten, schreiben: »Es wird für den Einzelnen zum Verhängnis, dass kulturelle oder soziale Rollen ihre bremsende, haltende und begrenzende Funktion gegenüber der Arbeit verloren haben, wenn keine individuellen Fähigkeiten zur Verfügung stehen, die eigenen Belastungsgrenzen selbstfürsorglich einzuhalten.«

Die eigenen Belastungsgrenzen selbstfürsorglich einhalten: Das bedeutet zu bemerken, dass deine Grenze erreicht ist. Bemerken, wann du eine Pause brauchst. Bemerken, dass es einen Punkt gibt, an dem mehr tun nicht mehr bringt. Bemerken, dass du nicht für alles zuständig bist. Bemerken, dass du dich gut um dich kümmern musst, wenn du weiterhin für andere da sein willst oder gute Arbeit leisten möchtest.

Dabei kann dir Achtsamkeit helfen, weil deine eigene Präsenz höher wird und du mitbekommst, was eigentlich gerade passiert. Besonders wenn du zu denen gehörst, die viel von ihrer Arbeitszeit selbst organisieren (müssen) – wie Studenten, Freiberufler, Eltern, Menschen, die mehrere Arbeitsfelder unter einen Hut bringen oder in sehr flexiblen Zeiträumen arbeiten –, gilt es zu lernen, den inneren Antreiber, der stets findet, du müsstest noch mehr tun, zu erkennen und sinnvoll mit ihm umzugehen.

»Die Kunst des Ausruhens
ist ein Teil der Kunst des Arbeitens.«

John Steinbeck

SICH SELBST
ein kluger *Chef sein*

Hier findest du Anregungen, um mit mehr Gelassenheit und Achtsamkeit zu arbeiten und dir Pausen zu gönnen, durch die dein Tun erst effektiv, kreativ und befriedigend werden kann.

Pausen sind wertvoll

Kreativität und Leistungsfähigkeit nehmen ab, wenn wir gestresst sind. Im Gehirn wird unter Stress das überlegte, kluge Denken eingeschränkt und stattdessen das Angstzentrum angeregt. Wir nehmen also Dinge bedrohlicher wahr, als sie sind, trauen uns weniger zu und werden gehemmter. Daher sind Pausen und Erholung so wichtig, um gut arbeiten zu können!

Pause heißt Pause!

Viele von uns neigen dazu, Freiräume mit »Nur mal eben« zu füllen: Das Baby schläft zum ersten Mal seit Stunden? Nur mal eben die Spülmaschine ausräumen (obwohl mir vor Schlafmangel fast die Augen zufallen). Mittagspause? Nur rasch noch die Kundenanfrage beantworten (und das Brötchen nebenbei essen). Mit einer Freundin telefonieren? Nebenher lässt sich ja gut die Wäsche abhängen. Spart das Zeit? Vielleicht. Aber

was heißt das in puncto Lebensqualität, dringend nötiger Erholung und Präsenz für das, was du tust? Erlaube dir Pausen und Freiräume und dann genieße sie auch bewusst, ohne sie mit etwas anderem zu füllen.

Muße haben

In Plum Village, Thich Nhat Hanhs Meditationszentrum in Frankreich, gibt es die Praxis des *Lazy Day*. Das ist ein Tag in der Woche, der dem Freiraum und der Muße gewidmet ist. Die Mönche und Nonnen ebenso wie die Gäste, die dort hinkommen, werden ermuntert, diesen Tag bewusst nicht im Vorfeld zu verplanen und mit Ausflügen oder praktischen Notwendigkeiten wie Wäschewaschen zu füllen, sondern ihn ganz geruhsam anzugehen, nach dem Motto: Wenn ich in diesem Moment in mich hineinhöre, nach was ist mir dann wirklich zumute?

Wir sind es so gewohnt, alles zu strukturieren und vorauszuplanen, dass wir oft unruhig werden, wenn ein Zeitraum nicht durchgetaktet ist. Wichtige Gedanken, seelische Bewegungen und unverhoffte Begegnungen brauchen jedoch Raum, um sich zu entfalten.

Echte Pausen

Wobei erholst du dich wirklich? Könnte es sein, dass es für dich wesentlich entspannender und wohltuender ist, dich zehn Minuten aufs Bett zu legen und die Augen zu schließen oder langsam eine Runde um den Block zu schlendern, als dich durch die Fernsehkanäle zu zappen, ein Magazin durchzublättern oder auf dem Smartphone zu daddeln? Wenn ich mir selbst zuschaue, merke ich jedenfalls, dass meine Highscore-Jagd bei »Jewels« keinen großen Erholungswert hat. Sie lenkt mich zwar ab, aber nach einer kurzen Entspannungsübung oder einem schlichten HALLO (siehe Seite 42) fühle ich mich weitaus besser.

Dir selbst Wertschätzung geben

Studien belegen eindeutig, dass mangelnde Wertschätzung ein wichtiger Faktor für Burnout-Erkrankungen ist. Wertschätzung von außen ist wunderbar, aber nicht die einzige Möglichkeit. Nimm dir Zeit, um selbst das wertzuschätzen, was in den letzten Tagen, Wochen oder Monaten gut gelaufen ist. Wir tendieren gewohnheitsmäßig dazu, uns auf das zu fokussieren, was nicht perfekt funktioniert. Ändere daher bewusst die Blickrichtung, um das zu bemerken, was geklappt hat: die Eingewöhnnungszeit deines Sohnes in den Kindergarten, das Bepflanzen der Balkonkästen, das Vorbereiten der Präsentationsunterlagen.

Gut genug!

Meint dein innerer Kritiker, du hättest gerade keine Wertschätzung verdient, weil es schließlich auch besser hätte laufen können? Schon möglich, dass du etwas noch besser hättest machen können. Wenn man allerdings diesen Maßstab anlegt, könnte man kaum für irgendetwas Lob oder Anerkennung aussprechen.

Vielleicht magst du dir ein Beispiel nehmen am dänischen Familienexperten Jesper Juul, der in Bezug auf Mütter und Väter sagt, dass gute Eltern jeden Tag fünfzig Fehler machen. Wir sind menschlich, es ist normal, dass manches schiefgeht. Fehlerfreundlichkeit zu entwickeln heißt, sich nicht entmutigen zu lassen, wenn etwas weniger als perfekt läuft, und gleichzeitig auf das zu schauen, was funktioniert hat.

Aufschieberitis erkennen

Der Kommando-Ton des inneren Antreibers ist ganz schön anstrengend. Ständig sitzt er uns im Nacken damit, was wir noch tun sollen. Häufig wehren sich andere innere Seiten in uns dagegen. Eine davon ist der Aufschieberix. Statt sich an die gefürchtete Steuererklärung oder das anstrengende Telefonat zu machen, scheinen Blumengießen, Schuheputzen, Aktenablage oder die Zigarettenpause auf einmal wahnsinnig dringend zu sein. Der Aufschieberix will zwar zu Entlastung und Entspannung beitragen, erreicht aber meistens eher das Gegenteil. Denn durch die Ablenkungen wachsen meistens der gefühlte Druck und das schlechte Gewissen. Besser: einen kleinen ersten Teilschritt anfangen.

> »Am Ende stellt sich die Frage: Was hast du aus deinem Leben gemacht? Was du dann wünschst, getan zu haben, das tue jetzt!«
>
> Erasmus von Rotterdam

Die
EIGENE HALTUNG
wählen

Wir selbst können wählen, wie wir uns einer Situation gegenüber verhalten wollen. Meist sind wir uns dessen jedoch nicht bewusst und reagieren automatisch und ohne zu merken, was gerade geschieht und welche Haltung wir dabei einnehmen.

Du putzt das Klo, stehst im Stau oder eingequetscht in der übervollen U-Bahn, hängst am Telefon in der Warteschleife, führst ein anstrengendes Gespräch mit deinem Chef oder deinem Partner ... Wie reagierst du darauf normalerweise? Mit welcher Haltung begegnest du Dingen, die dir nicht besonders gefallen? Ich nehme an, dass du, wie ich in meinem Spülmaschinen-Beispiel, häufig mit Abwehr, mit Widerstand, mit Ärger, mit Frustration, Unwillen oder Genervtsein reagierst.

Doch müssen wir eine solche Haltung zwangsläufig einnehmen? Nein.

Wir selbst können jederzeit wählen, wie wir uns etwas oder jemandem gegenüber verhalten wollen. Das klingt möglicherweise provokant und ein wenig weltfremd. Daher ist es vielleicht interessant zu wissen, von wem das Zitat oben rechts auf der Seite stammt. Viktor Frankl (1905–1997) war ein österreichischer Neurologe und Psychiater, der die Logotherapie begründet hat, eine therapeutische Richtung, in der das Erleben von Sinn im Mittelpunkt steht. Dass ausgerechnet Viktor Frankl die-

> »Die letzte der menschlichen Freiheiten besteht in der Wahl
> der Einstellung zu den Dingen.«
>
> Viktor Frankl

sen Satz gesagt hat, ist bezeichnend – denn Frankl war jüdischer Herkunft und überlebte die Grauen von Theresienstadt und Auschwitz. Seine Eltern, sein Bruder und seine Frau wurden im Ghetto bzw. im Konzentrationslager ermordet, Frankl selbst schrieb später das Buch … *trotzdem Ja zum Leben sagen: Ein Psychologe überlebt das Konzentrationslager.* Je länger Viktor Frankl die Unmenschlichkeit der Nationalsozialisten erlebte, desto klarer wurde ihm, dass man einem Menschen alles nehmen kann, aber nicht die Freiheit, die eigene Haltung zu wählen zu dem, was ihm passiert. In seinem Text Über *das Leben* schreibt er:

> »Zwischen Reiz und Reaktion liegt ein Raum. In diesem Raum liegt unsere Macht zur Wahl unserer Reaktion. In unserer Reaktion liegen unsere Entwicklung und unsere Freiheit.«

Achtsamkeit ermöglicht dir, diesen Raum zu entdecken. Je öfter du ihn erforschst, desto weiter wird er.

Einfach eine Tatsache

Natürlich geschieht es leicht, dass wir in Situationen, die wir als anstrengend oder unangenehm erleben, ungeduldig werden oder gereizt reagieren. Es ist menschlich und verständlich, dass wir uns wünschen, es wäre anders oder die Umstände würden sich ändern. Doch können wir nicht immer verhindern, dass wir in Situationen geraten, die uns nicht gefallen, seien es banale Alltagsumstände (der verspätete ICE) oder gravierende Lebenskrisen (eine bedrohliche Krankheit, eine schmerzliche Trennung).

Das Leben ist häufig nicht so, wie wir es haben wollen. Wir kriegen oft nicht das, was wir möchten, und das, was schön ist, kann wieder verloren gehen. *That's a fucking fact*, das ist einfach eine verdammte Tatsache, wie der spirituelle Lehrer Paul Lowe gern zu sagen pflegt. Und dennoch müssen wir nicht zwangsläufig mit Abwehr auf alles reagieren, was uns nicht gefällt. Und wir müssen auch nicht angestrengt an dem festhalten, was wir gern haben. Wenn es die – vielleicht unangenehme – Wahrheit ist, dass das Leben uns mit Schönem wie mit Schwierigem konfrontiert, was hilft dann, gut damit umzugehen? Bewusstheit und Gelassenheit. Achtsamkeit, die Fähigkeit, offen und präsent für das zu sein, was gerade geschieht, führt dazu, dass wir Schönes bewusster erleben und Schwierigkeiten besser begegnen können.

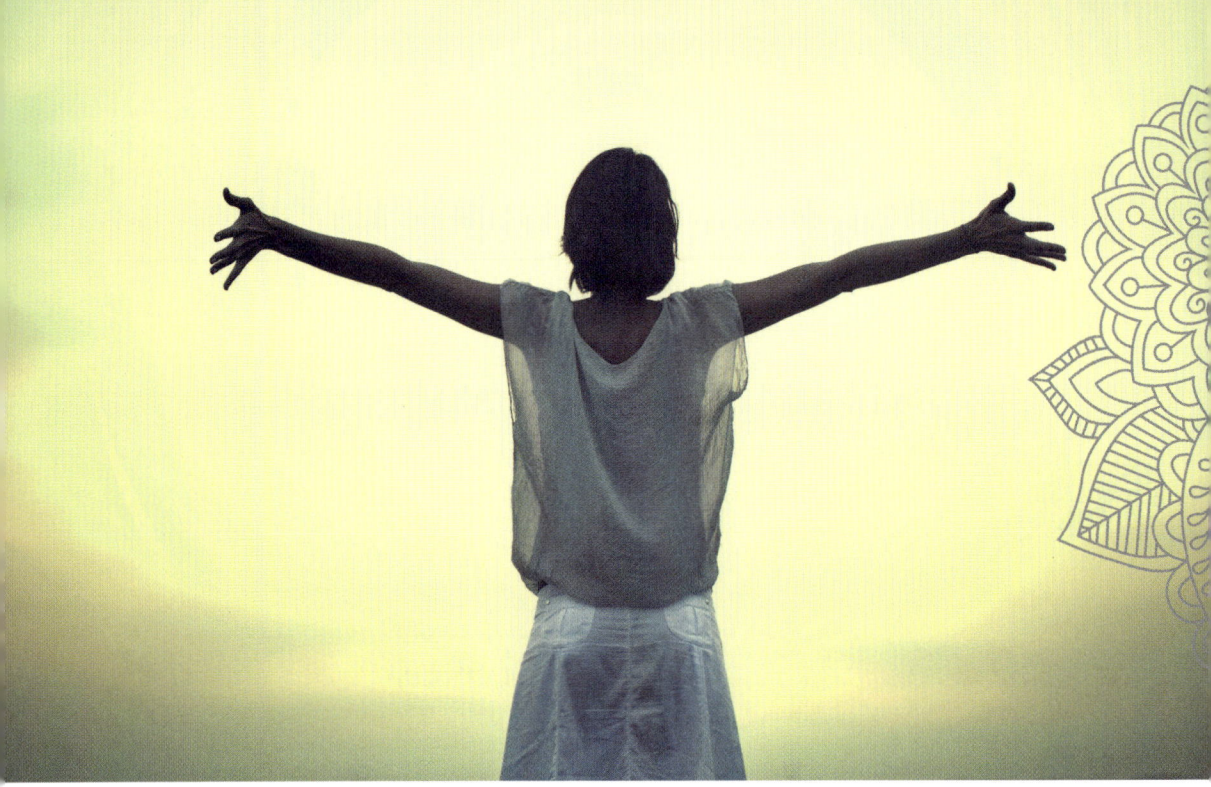

ERINNERN,

was *heilt*

**Die Möglichkeit, unsere innere Haltung zu
wählen, ist ein Teil unserer menschlichen
Würde und Freiheit.**

Wie diese Haltung sich konkret in deinen Gedanken, Worten oder Handlungen ausdrückt,
ist aus meiner Sicht weniger eine Frage von
gesellschaftlichen Vorgaben, religiösen oder mo-
ralischen Richtlinien oder einer abstrakten Vorstellung davon, was jetzt »richtig« oder »achtsam« wäre. Vielmehr geht es darum, was du – vor
dem Hintergrund *deiner* Erfahrungen, basierend
auf *deinen* inneren Wertvorstellungen und in An-
betracht *deiner* aktuellen Situation – im Moment
als angemessen und hilfreich erachtest. Das, was

für *mich* aktuell heilsam und angemessen ist, mag
nämlich für *dich* in ähnlichen Umständen nicht
passen. Und das, was für mich *heute* stimmig ist,
ist es *morgen* unter Umständen nicht mehr.
Die Meditationslehrerin und Publizistin Sylvia
Wetzel drückt das in ihrem Buch *Vertrauen: Finden,
was mich wirklich trägt* so aus: »Achtsamkeit heißt
bemerken, was geschieht, und erinnern, was
heilt.«
Manche der nun folgenden Ideen rufen vielleicht
ein inneres Ja hervor, andere ein Kopfschütteln.
Sie sind lediglich als Anregung zum eigenen
Experimentieren und Erforschen gedacht. Sicher
hast du andere Ideen, die für dich noch stimmiger
sind.

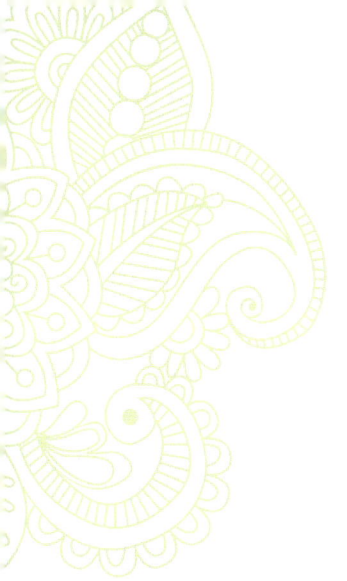

»Achtsamkeit heißt, bemerken,
was geschieht, und erinnern,
was heilsam ist.«

Sylvia Wetzel

Wenn du in einer Warteschlange stehst, könntest du

dich daran erinnern, dass es nicht schneller geht, wenn du dich darüber ärgerst,

die Sache auch so sehen, dass dir jemand gerade eine Pause geschenkt hat, sozusagen eine Atempause,

tief durchatmen, deine Füße auf der Erde spüren, dir vorstellen, du bist ein Baum, aufrecht, stabil und frei,

dir Zeit für kleine Körperübungen nehmen, die Spannung abbauen oder Flexibilität und Beweglichkeit fördern (z.B. die Schultern rollen; nacheinander beide Fußknöchel kreisen lassen – einmal links herum, einmal rechts herum; die Beckenbodenmuskulatur zehnmal hintereinander kräftig anspannen und wieder loslassen).

Wenn du traurig bist, könntest du

etwas tun, was dir wirklich guttut (eine liebe Freundin anrufen, ein warmes Bad nehmen, einen langen Spaziergang machen, dir eine Lieblingsspeise aus Kindertagen kochen …),

dir erlauben, traurig zu sein und dich einmal richtig auszuweinen,

dir vorstellen, dass deine Traurigkeit ein kleines Kind ist, es in einem innerlichen Bild auf deinen Schoß setzen und liebevoll umarmen. Sag ihm all das, was du jetzt gerne hören würdest (z.B. dass jemand seinen Schmerz versteht; dass es nicht allein ist, dass du für es da bist und tröstest).

Wenn du Schmerzen hast, könntest du

mit der schmerzenden Stelle sprechen, wie du es mit einer geliebten Person tun würdest (vielleicht magst du ihr sagen, dass du dir wünschst, dass es ihr wieder besser geht. Sie fragen, was ihr gerade guttäte, und auf die Antwort aus dem Inneren des Körpers lauschen),

dir vorstellen, es legt sich eine liebevolle Hand, eine Wärmflasche oder eine schnurrende Katze darauf, bemerken, dass du Schmerzen hast, es jedoch auch Stellen an deinem Körper gibt, die sich nicht schmerzhaft anfühlen, und dich immer wieder auch auf die Empfindungen dort ausrichten,

dir vorstellen, dass mit dem Einatmen klares, heilendes weißes oder goldenes Licht an die schmerzenden Stellen strömt und mit dem Ausatmen alle Beeinträchtigungen, Spannungen und leidvollen Gefühle aus deinem Körper fließen,

die alte tibetische Praxis von Tonglen anwenden: Erinnere dich daran, dass es andere Menschen auf der Welt gibt, die unter ähnlichen Schmerzen leiden wie du. Nachdem du ja ohnehin gerade diese Schmerzen spürst, könntest du dem Erleben ein Gefühl von Sinn verleihen, indem du dir vorstellst, mit dem Einatmen deinen Schmerz und den aller anderen Menschen anzuerkennen und in dein weites, offenes Herz fließen zu lassen, wo er geheilt und verwandelt wird. Anschließend atme in deiner Vorstellung weißes, heilsames Licht für dich und alle anderen Menschen in einer ähnlichen Situation aus.

Wenn du gerade etwas tust, was du nicht magst, könntest du

bemerken, wie sehr deine Haltung bestimmt, wie du etwas erlebst. Genervt abspülen ist nervig. Entspannt abspülen ist entspannend. Die Tätigkeit an sich ist möglicherweise ziemlich neutral. Was wählst du?

dich nicht in Gedanken darüber verlieren, warum dir das zu Tuende auf die Nerven geht oder langweilig ist, sondern dich dabei auf deine Sinneswahrnehmungen konzentrieren: was deine Finger berühren. Was du siehst. Was du hörst. Nicht bewerten, nicht kommentieren, einfach spüren.

schauen, ob du in der Tätigkeit einen positiven Sinn entdecken kannst. Ich z.B. lege nicht gerne Wäsche zusammen. Doch wenn ich mich daran erinnere, dass das T-Shirt, das ich gerade falte, meinem Mann gehört, und dass ich froh bin, dass wir zusammen sind, verändert sich meine Haltung dazu.

dir klar machen, dass du zwei Möglichkeiten hast: entweder du entscheidest dich, damit aufzuhören. Dann hör auf. Oder du entscheidest dich, es zu tun, obwohl es dir nicht gefällt. Dann beende den inneren Widerstand, der nur unnötig Energie kostet, und halte es mit einer bekannten Sportmarke: JUST DO IT!

Wenn du gereizt bist, könntest du

dich fragen, ob dir die Sache in drei Stunden, drei Wochen, drei Jahren immer noch so viel ausmachen wird,

aufstampfen wie ein kleines Kind und dir deinen Zorn richtig erlauben. Wenn schon, denn schon! Vielleicht magst du dir vorstellen, dass du gerade in einem Film eine richtig wütende Person spielen sollst. Geh volle Kanne rein – und wenn dabei plötzlich ein Lachen hochkommt, dann lass es raus!

nach Möglichkeiten Ausschau halten, dir etwas Luft oder Bewegung zu verschaffen: eine Runde

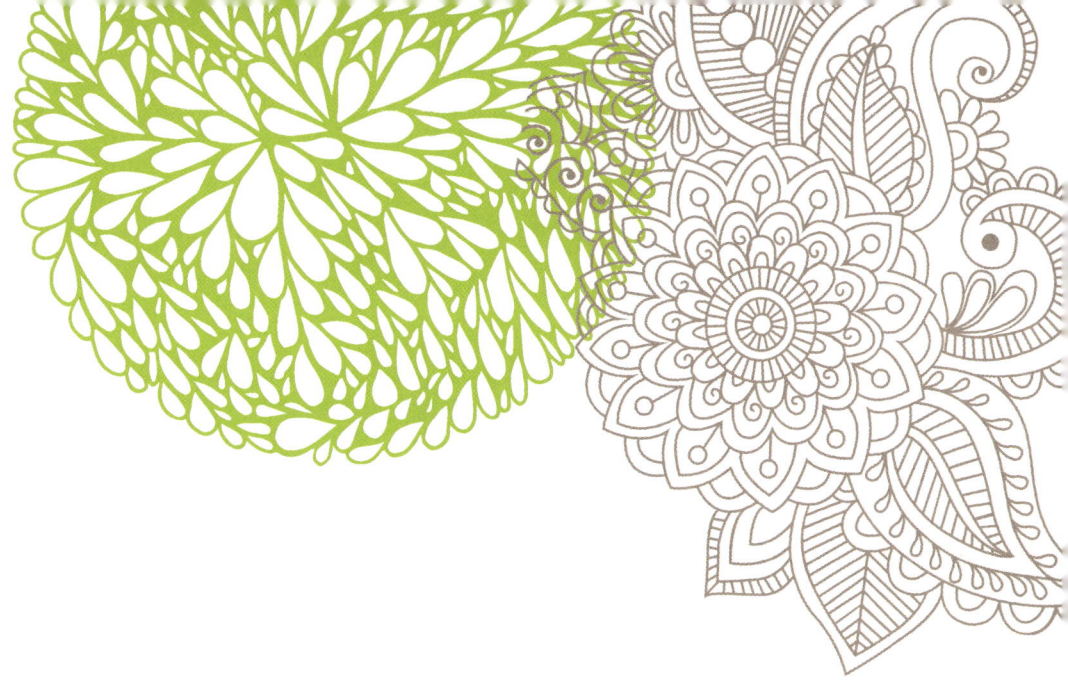

um den Block oder die Treppe rauf und wieder runter zu rennen baut Stresshormone ab. Falls das nicht geht, hilft es auch schon, aufzustehen, dich zu schütteln und das Fenster zu öffnen oder dich einen Moment auf die Toilette zurückzuziehen, die Augen zu schließen und durchzuatmen.

dir bewusst machen, dass es menschlich ist, sich so zu fühlen,

Geduld mit dir haben und dich daran erinnern, dass schwierige Gefühle auch wieder vorbeigehen.

Wenn dir nichts von all dem gelingt,

Statt dir deswegen Vorwürfe zu machen, dich zu kritisieren oder zu ärgern,

könntest du

dich erinnern, dass du es so gut machst, wie es gerade geht – und besser klappt es eben im Moment nicht,

dir klar machen, dass es Zeit braucht, um lange eingeübte Verhaltensmuster und Sichtweisen zu verändern,

daran denken, dass es niemandem gelingt, immer das umzusetzen, was er oder sie grundsätzlich als nützlich erkannt hat (auch den Autorinnen dieses Buches, großen spirituellen Lehrern oder hoch entwickelten tibetischen Lamas nicht).

Wenn dir zwar einfällt, dass du etwas davon tun könntest, du aber absolut keine Lust dazu hast

Statt in inneren Widerstreit darüber zu geraten, dass du vielleicht solltest, aber nicht willst,

könntest du

anerkennen, dass es ist, wie es ist. *»Mag grad nicht. Und wenn ich denke, dass ich (achtsam, geduldig, gelassen, vernünftig …) sein sollte, mag ich schon zweimal nicht.«*

dich selbst wie einen eigenverantwortlichen Erwachsenen behandeln, der jedes Recht hat, eigene Entscheidungen zu treffen,

dich erinnern, dass morgen auch noch ein Tag ist und du dich in jedem Moment neu ausrichten kannst – so, wie du es möchtest.

Die Nebensächlichkeiten
SIND
unser Leben

Wenn nur schon Wochenende wäre ... Ich zähle bloß noch die Wochen bis zum Urlaub ... Wann ist endlich Feierabend ... Kommt dir das bekannt vor?

Wie oft warten wir darauf, dass endlich die ersehnten »Highlights« beginnen – Feierabend, Wochenende, Urlaub, Party, ausgehen, sich mit Freunden treffen, relaxen ... Die restliche Zeit wird eher abgesessen, durchgehalten, »rumgebracht«. Doch wie viel deines Lebens willst du mit Durchhalten verbringen? Ist nicht der größere Teil unserer Tage bestimmt von Dingen, die die meisten von uns als nebensächlich betrachten? Sich anziehen. Die Pausenbrote der Kinder schmieren. In Meetings sitzen. Listen abarbeiten. Einkaufen. Von A nach B kommen. Leben wir da überhaupt?

Und ist es nicht so, dass das, was du so eifrig herbeisehnst, gar nicht so erfüllend ist, wenn es eintrifft? Einerseits, weil auch die einzelnen Momente des Wochenendes oder des Urlaubs zu einem guten Teil aus solchen »banalen« Kleinigkeiten oder Routinetätigkeiten bestehen. Andererseits, weil Fantasie und Realität oft ziemlich auseinanderklaffen.

Das Wochenende, das du dir so schön ausgemalt hast, fällt buchstäblich ins Wasser; die Ferienanlage, die sich in der Beschreibung so idyllisch anhörte, ist von Baustellen umgeben. Und schließlich hören für die meisten von uns innere Unruhe und Unzufriedenheit, das Gefühl von Anspannung oder Stress nicht plötzlich auf, nur weil wir den Ort wechseln oder Sonntag ist.

»Achtsamkeit«, schreibt Jon Kabat-Zinn, »macht uns die Tatsache bewusst, dass unser Leben aus einer Folge von Augenblicken besteht. Wenn wir in vielen dieser Augenblicke nicht völlig gegenwärtig sind, so übersehen wir nicht nur das, was in unserem Leben am wertvollsten ist, sondern wir erkennen auch nicht den Reichtum und die Tiefe unserer Möglichkeiten, zu wachsen und uns zu verändern.«

Wenn du den Eindruck hast, dass das Leben an dir vorbeirauscht, könnte das damit zu tun haben, dass du für den Großteil deines Lebens nicht präsent bist.

Das ist beileibe kein Vorwurf. Unsere Gesellschaft, unsere moderne Lebensweise konditioniert uns quasi darauf, nicht präsent zu sein, uns abzulenken, die Aufmerksamkeit ständig auf die Zukunft zu richten und uns immer nach etwas zu sehnen, was wir gerade nicht haben. Indem man Menschen suggeriert, dass sie immer noch etwas Neues, Spannenderes brauchen, um glücklich zu sein, lässt sich schließlich jede Menge Geld verdienen. Doch Unzufriedenheit, Verlangen nach mehr von dem, was wir für angenehm halten, und Widerstand gegen das, was wir unangenehm finden, sind nicht nur Grundprinzipen des Kapitalismus. Es ist ein Teil der menschlichen Natur, mit der sich unsere Art schon seit Jahrhunderten, ja seit Jahrtausenden herumplagt.

Es ist das, was Buddha vor über zweitausend Jahren als einen der zentralen Mechanismen für menschliches Leid beschrieben hat.

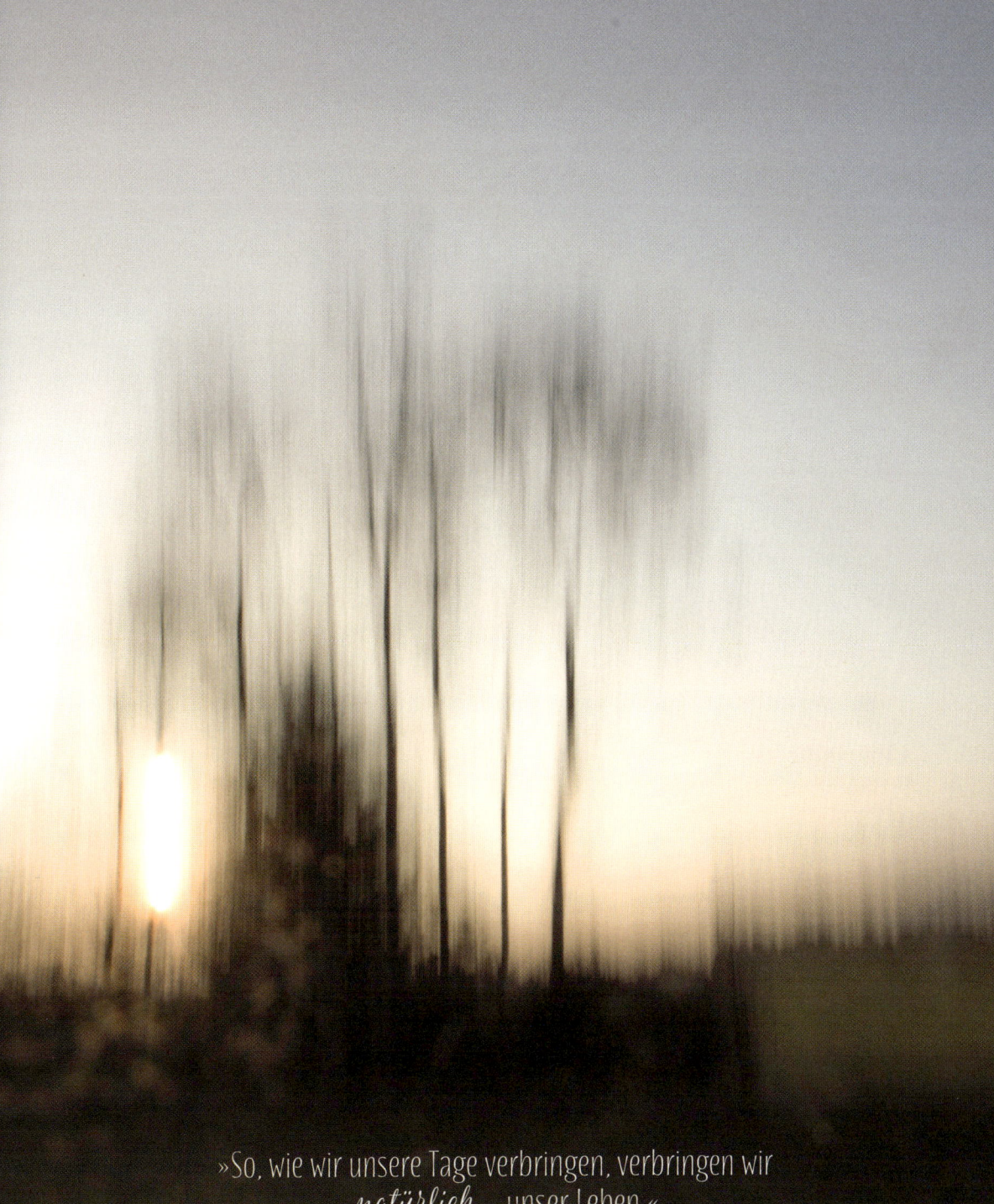

»So, wie wir unsere Tage verbringen, verbringen wir
– *natürlich* – unser Leben.«
Annie Dillard

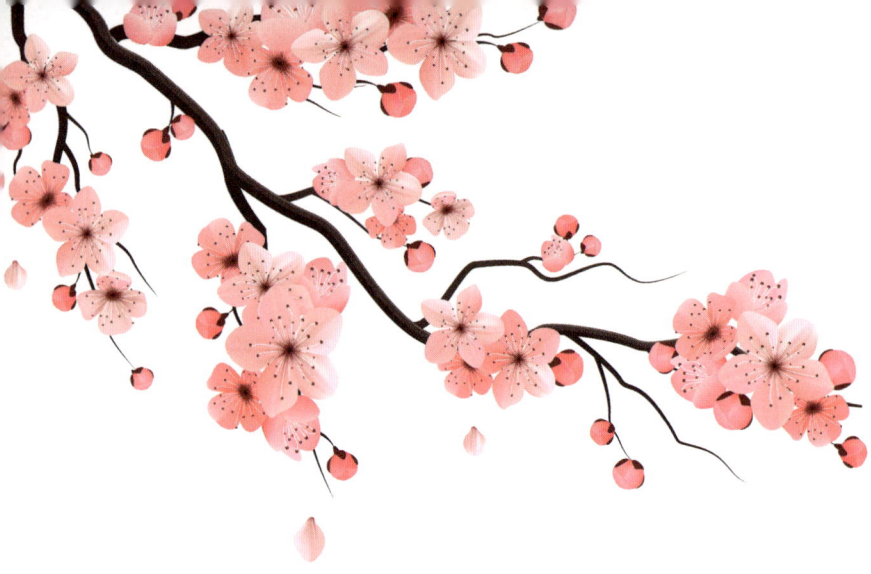

Genau
JETZT
und *hier*

Von wem und aus welcher Zeit die folgende Geschichte stammt, weiß niemand so recht. Sie hat sich in verschiedenen Versionen verbreitet, doch kann man sich vorstellen, dass sie sich zu allen Zeiten und überall auf der Welt so oder ähnlich hätte zutragen können.

Wirklich sein, wo du bist

Es kamen einmal ein paar Suchende zu einem alten Weisen. »Herr«, fragten sie, »was tust du, um glücklich und zufrieden zu sein? Wir haben gehört, dein Herz sei immer leicht, und wir wären auch gerne so glücklich wie du.«

Der Alte antwortete mit mildem Lächeln: »Wenn ich liege, dann liege ich. Wenn ich aufstehe, dann stehe ich auf. Wenn ich gehe, dann gehe ich, und wenn ich esse, dann esse ich.«

Die Fragenden schauten etwas betreten in die Runde. Einer platzte schließlich heraus: »Bitte, treibe

keinen Spott mit uns. Was du sagst, tun wir auch. Wir schlafen, essen und gehen. Aber wir sind nicht glücklich. Was also ist dein Geheimnis?«

Es kam die gleiche Antwort: »Wenn ich liege, dann liege ich. Wenn ich aufstehe, dann stehe ich auf. Wenn ich gehe, dann gehe ich, und wenn ich esse, dann esse ich.«

Die Unruhe und den Unmut der Suchenden spürend fügte der Meister nach einer Weile hinzu: »Sicher liegt auch ihr und ihr geht auch und ihr esst. Aber während ihr liegt, denkt ihr schon ans Aufstehen. Während ihr aufsteht, überlegt ihr, wohin ihr geht, und während ihr geht, fragt ihr euch, was ihr essen werdet. So sind eure Gedanken ständig anderswo und nicht da, wo ihr gerade seid. In dem Schnittpunkt zwischen Vergangenheit und Zukunft findet das eigentliche Leben statt. Lasst euch auf diesen nicht messbaren Augenblick ganz ein und ihr habt die Chance, wirklich glücklich und zufrieden zu sein.«

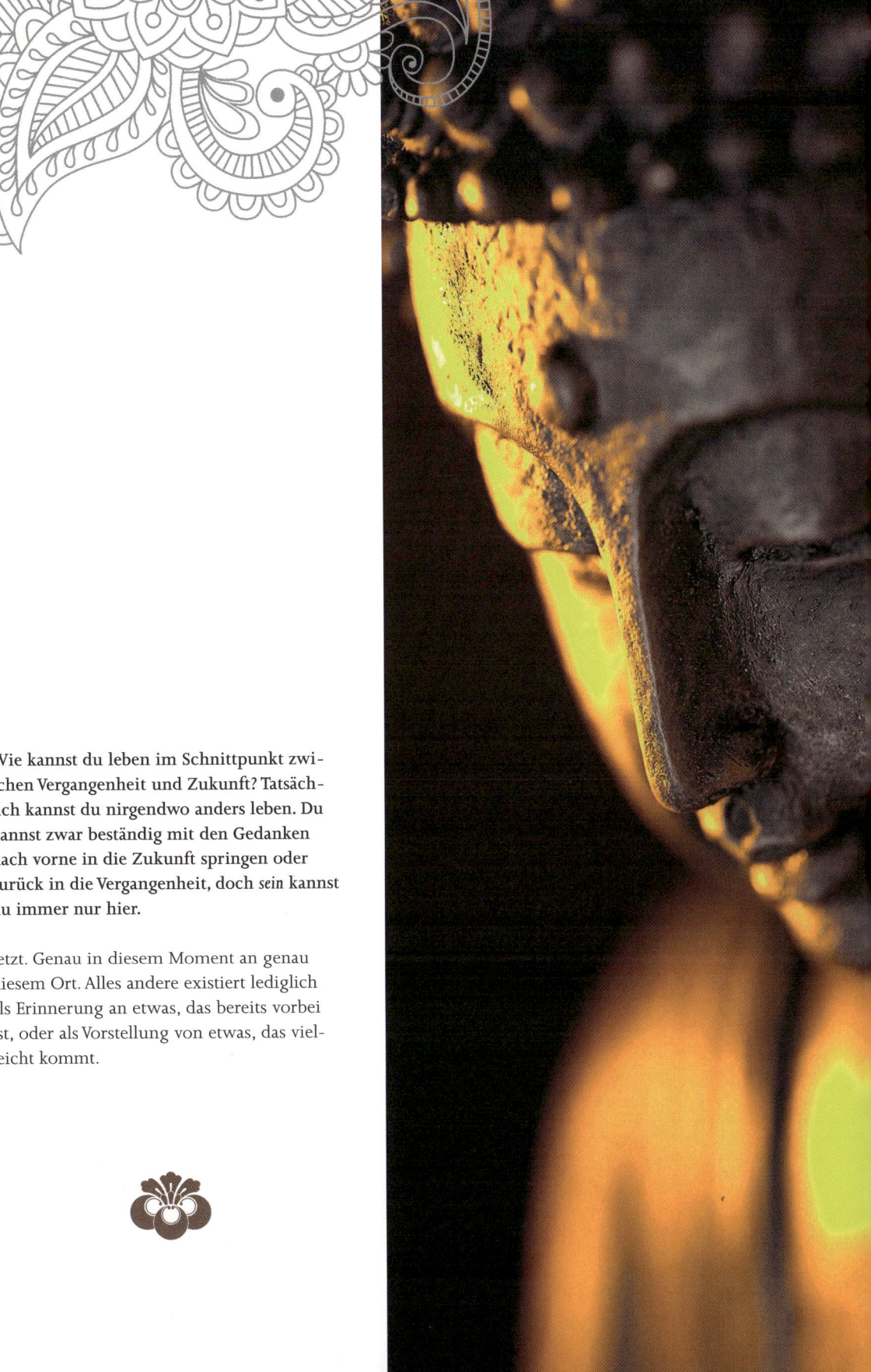

Wie kannst du leben im Schnittpunkt zwischen Vergangenheit und Zukunft? Tatsächlich kannst du nirgendwo anders leben. Du kannst zwar beständig mit den Gedanken nach vorne in die Zukunft springen oder zurück in die Vergangenheit, doch *sein* kannst du immer nur hier.

Jetzt. Genau in diesem Moment an genau diesem Ort. Alles andere existiert lediglich als Erinnerung an etwas, das bereits vorbei ist, oder als Vorstellung von etwas, das vielleicht kommt.

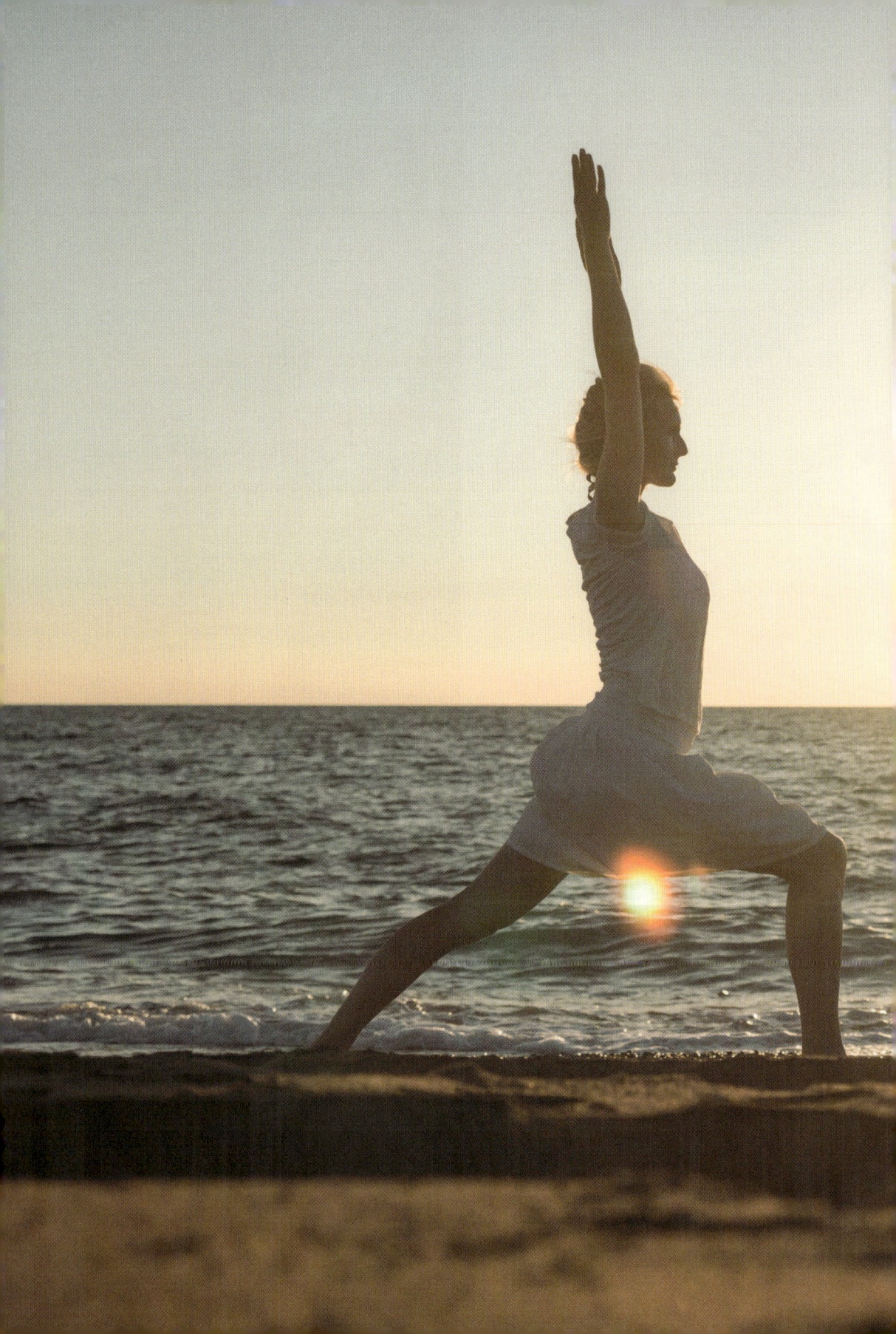

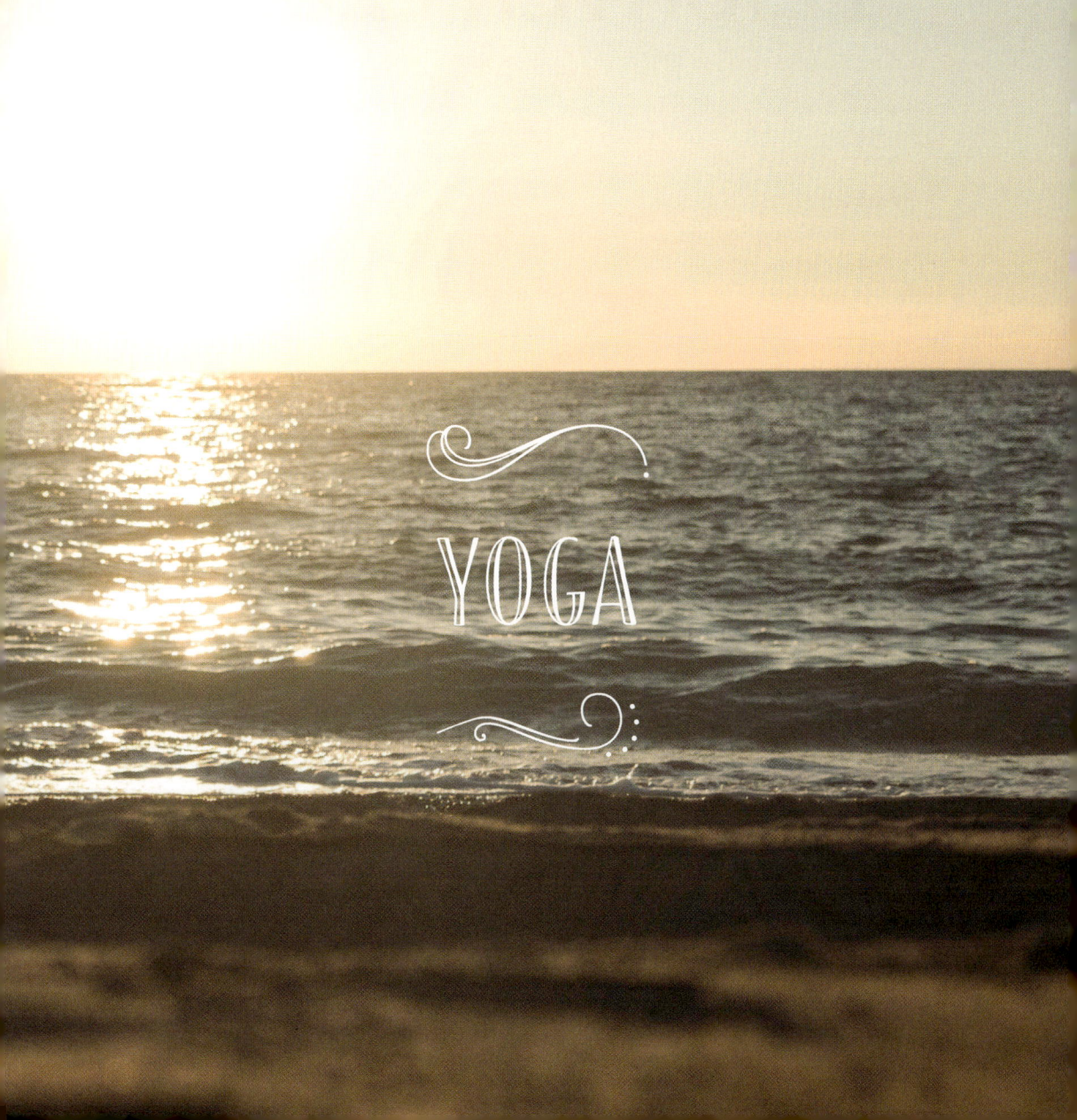

YOGA

LEICHTER LEBEN
mit *Yoga*

Vielen Menschen fällt es leichter, sich selbst bewusst wahrzunehmen, wenn sie sich bewegen. Das folgende Yoga-Kapitel ist eine Einladung an dich, Achtsamkeit in Bewegung zu erfahren und dabei dir und deinem Körper etwas Gutes zu tun.

Man könnte mittlerweile sagen, dass sich Yoga zu einem Trend ausgeweitet hat. Einige reden sogar von einer Bewegung. Für mich als Yogalehrerin ist dies eine wunderbare Entwicklung – nicht, weil ich dadurch potenziell mehr Schüler bekomme, sondern weil ich weiß, dass Yoga ein Weg zur Selbsterkenntnis sein kann. Yoga ist ein großes Geschenk für die Menschheit und deckt so viel mehr ab als nur körperliche Aspekte. Die Philosophie des Yoga beschäftigt sich mit dem menschlichen Dasein als Ganzes. Um dir zu zeigen, wie alltagsnah sich diese Jahrtausende alte Weisheit in die Neuzeit übertragen lässt, habe ich für dieses Kapitel eine Protagonistin etabliert. Ihr Name ist Nina. Sie ist Anfang vierzig, beruflich sehr eingespannt und hat einen kleinen Hund namens Ashinka. Nina ist eine Frau wie du und ich: Wir begleiten sie durch typische Alltagssituationen, die es ihr nicht gerade leicht machen,

positiv und entspannt im Hier und Jetzt zu sein, und die dir vermutlich vertraut sind. Nina ist körperlich, emotional und mental nicht immer im Gleichgewicht, ungesunde Verhaltensweisen und Gedankenspiralen beeinträchtigen manchmal ihre Lebensfreude. An ihrem Beispiel zeige ich dir einfache und individuelle Yoga- oder Atemübungen, die helfen, mit solchen Situationen gut umzugehen.

Für wen? Dieses Kapitel ist ebenso für Yoga-Neulinge wie für Fortgeschrittene oder einfach nur für Interessierte geschrieben. Du findest hier keine Yogaübungen, die auf hohe körperliche Fitness abzielen oder komplizierte Verrenkungen beinhalten. Vielmehr wirst du sehen, dass Yoga dir einen Weg eröffnet, der dich auf verschiedene Weise dazu führen kann, dich selbst besser kennenzulernen. Die Übungen sind alle in den Alltag integrierbar und von alltäglichen Situationen inspiriert. Du wirst merken, wie achtsames, bewusstes Wahrnehmen deines Körpers und deines Atems dir hilft, das Leben besser annehmen zu können. Ist dieser Schritt erst einmal getan, kann sich mit der Zeit eine gewisse Schwere, die sich oftmals in unserem Leben breitmacht, auflösen.

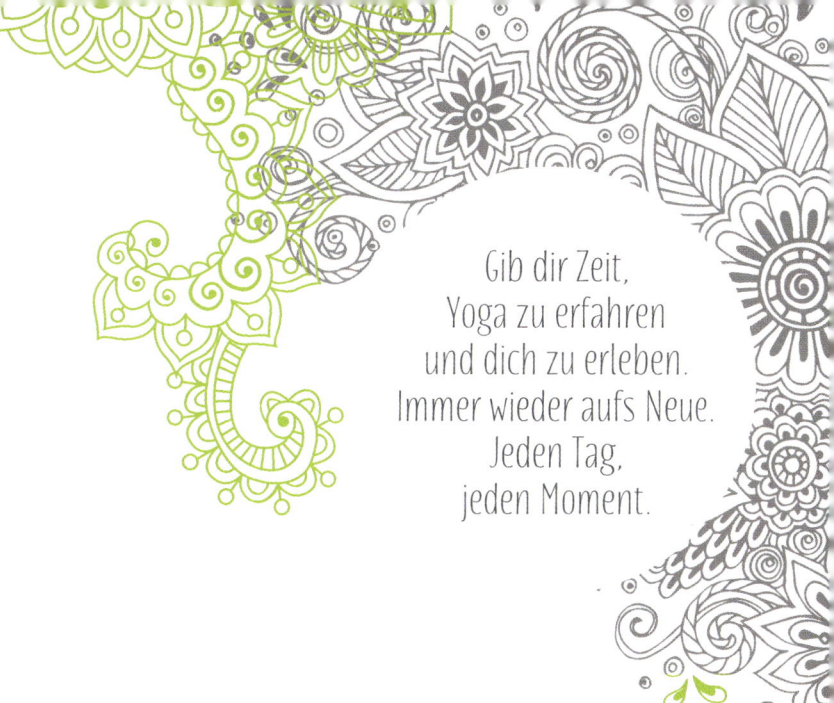

Gib dir Zeit,
Yoga zu erfahren
und dich zu erleben.
Immer wieder aufs Neue.
Jeden Tag,
jeden Moment.

Die Übungen in diesem Buch sind alle sehr einfach, dennoch ist es ratsam, dich vorher immer ein wenig aufzuwärmen und zu mobilisieren. Die Übungen hierzu findest du auf Seite 90 bis 95.

Natürlich ist Yoga kein Allheilmittel. Dennoch bietet es uns unglaublich viele Möglichkeiten, uns und unser Leben besser zu verstehen. Individuelle Yogaübungen erlauben es, unsere eigenen Grenzen zu erkennen und langsam und achtsam zu verschieben. Yoga unterstützt dabei, uns für Aspekte zu öffnen, für die im Alltag oft zu wenig Zeit und Aufmerksamkeit bleiben. Es hilft, unseren Körper und Geist zu stärken und unserer Seele näher zu kommen.

Nach beinahe zwanzig Jahren Yoga kann ich sagen, dass ich seit vielen Jahren nicht mehr krank war. Mein Immunsystem ist stark und mein Geist entspannt – nicht immer, aber doch relativ oft. Es plagen mich selten Ängste oder das Gefühl, mit bestimmten Situationen nicht umgehen zu können. Ohne Yoga wäre ich sicher nicht da, wo ich jetzt bin. Es war und ist ein langer, schöner Weg, teilweise holprig und immer weiter fortdauernd. Yoga kann präventiv und therapeutisch eingesetzt werden. Um sich Yoga gesund zu nähern, sollte man möglichst Yogastunden besuchen. Welche Yogastunde, welcher Yogalehrer für dich richtig ist, wirst du schnell herausfinden. Du solltest dich wohl fühlen und der Yogalehrer sollte individuell auf deine Bedürfnisse eingehen können und dich da abholen, wo du dich gerade befindest. Ein Buch oder eine DVD kann keinen guten Yogalehrer ersetzen, dir aber dennoch wichtige und hoffentlich inspirierende Impulse geben.

Wie oft du Yoga üben möchtest, ist ganz dir überlassen. Für viele Menschen ergibt sich eine natürliche Entwicklung. Am Anfang probierst du vielleicht einmal die Woche eine kleine Übung aus. Dann bekommst du Lust, wöchentlich in eine Yogastunde zu gehen. Vielleicht kaufst du dir bald eine Yogamatte und übst auch zu Hause mal für fünfzehn Minuten. Mit der Zeit wirst du eventuell feststellen, dass sich Yoga nicht mehr nur auf deiner Matte abspielt, sondern du ab und zu untertags an Aussagen deines Yogalehrers denkst, dich an Gelesenes erinnerst oder dich durch bewusstes Stehen oder eine Atemübung in den Moment und zu dir zurückbringst.

Ich wünsche dir viel Freude beim Entdecken deiner Welt des Yoga.

Karin

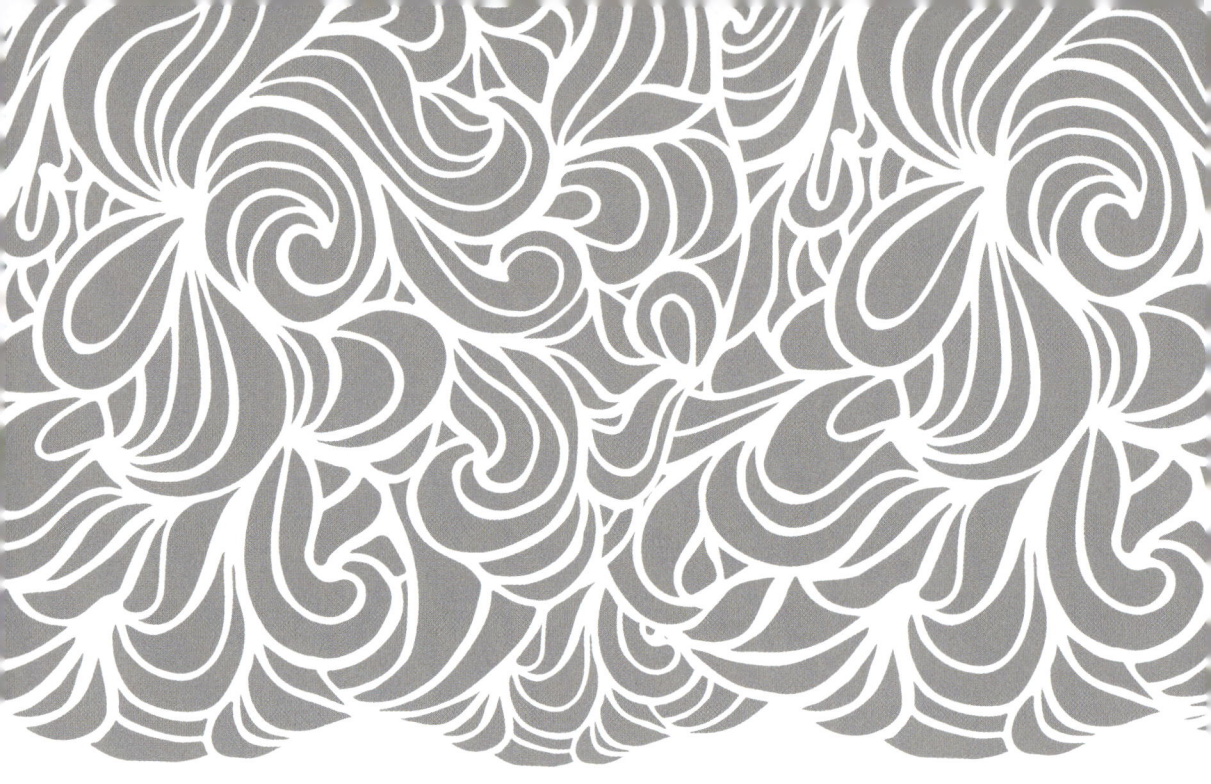

ZEIT
zu *schlafen*

Wieder einmal reißt der Gedankenstrom nicht ab. Es ist die fünfte Nacht in Folge, in der Nina nicht zur Ruhe kommt. Ihr Geist schlägt Kapriolen. Metaphorisch gesprochen, benimmt er sich wie ein Affe, der von einem Ast zum anderen springt. Es sind die Gedanken, die unstetig und ruhelos durcheinander rasen. Und zu diesem Gedankenrausch, der sich unaufhaltsam steigert, gesellt sich auch noch Unmut dazu. Unmut darüber, dass sie sich und ihre Gedanken nicht zähmen und kontrollieren kann. Und die Angst davor, morgen, an diesem besonderen Tag, nicht ausgeschlafen und somit nicht voll leistungsfähig zu sein. Kurzfristig wurde das Jahresmeeting in großer Runde einberufen.

Die Präsentation dafür hat Nina zwar gut vorbereitet. Doch nun befürchtet sie, dass ihre Stimme aufgrund der enormen Nervosität wieder einmal versagt. Nina muss schlafen. Jetzt.

Sie wägt ihre Möglichkeiten ab, wie sie nun, kurz vor Mitternacht, sich und ihren Geist beruhigen kann. Es dauert eine ganze Weile, bis ihr plötzlich eine wunderbare Übung dafür einfällt.

Vor einiger Zeit hat Nina mit Yoga begonnen. Ihre Yogalehrerin lässt sie manchmal eine leichte, aber zugleich sehr wirkungsvolle Atemübung ausführen. Und dabei erwähnte sie, dass diese unter anderem dazu beträgt, die Gedanken zu beruhigen, und ein hilfreiches Mittel ist, falls sich der Schlaf nicht einstellen möchte.

Bewusste Bauchatmung
ÜBUNG ZUR BERUHIGUNG DER GEDANKEN

Übungsanleitung

- Bleibe im Bett liegen, entferne aber das Kissen am Kopfende. Nun liegst du ganz flach, gerne auch zugedeckt. Wenn du Rückenproble- me hast, lege ein Kissen unter deine Knie, das entlastet den unteren Rücken. Die Beine sind lang und entspannt, die Arme liegen seitlich neben deinem Körper.

- Nimm nun einige tiefe und bewusste Atemzüge. Bislang brauchst du nichts weiter tun, als dich auf deinen Atem zu konzentrieren und ihn wahrzunehmen.

- Versuche nicht, deinen Atem zu beeinflussen. Genau da, wo er im Mo- ment stattfindet, im Bauchraum oder im Brustkorb, ist es gut. Spüre deinen Atem und die Körperausdehnung für ein bis zwei Minuten.

- Danach legst du entspannt die rechte Hand auf deinen Bauch. Nun übe zwölf bewusste, tiefe und gleichmäßige Atemzüge in den Bauch- raum. Nimm wahr, wie sich bei der Einatmung dein Bauch ausdehnt und sanft gegen die Handfläche drückt und bei der Ausatmung Hand und Bauch Richtung Matratze absinken. Forciere nichts, sondern lass den Atem natürlich in den Bauchraum fließen.

- Mit jeder Ausatmung sinkst du tiefer und tiefer ein. Alles wird ruhig.

- Nach zwölf bewussten Atemzügen legst du deine Hand wieder zurück auf die Matratze und spürst einen Moment nach. Dein Atem fließt frei und drucklos. Dann kannst du noch zwei weitere Runden üben. Wenn du merkst, dass du und deine Gedanken sich langsam beruhigen, lass alles los und gleite sanft in einen wohltuenden Schlaf über.

> Indem du deine Aufmerksamkeit auf die Führung des Atems lenkst, kann dir diese Übung helfen, Gedanken zu sortieren, zu beruhigen und im besten Falle sogar loszulassen.

Je ruhiger dein Geist ist, umso ruhiger fließt dein Atem.

Unser Atem spiegelt unmittelbar den Zustand unseres Geistes wider. Beherrschen uns viele Gedanken und fühlen wir uns gestresst, atmen wir hektisch, kurz und flach. Sind wir jedoch entspannt und ohne Sorgen, fließt der Atem tief und gleichmäßig.

Im Yoga legen wir besonderen Wert auf die Führung des Atems, da er nicht nur Träger von prana, der feinstofflichen Lebensenergie, ist, sondern uns Yoga auch deutlicher erleben und erspüren lässt. Durch das gezielte Lenken unseres Atems führen wir die Yogaübungen, auch asanas genannt, bewusst und achtsam aus, was uns hilft, im Jetzt zu sein.

Jedem Menschen wohnt ein unerschöpfliches Potenzial an prana inne. Wenn wir gesund und ausgeglichen leben, kann prana frei durch unseren Körper fließen. Die Ausstrahlung, der Ausdruck und das Tun eines ausgeglichenen Menschen sind positiv und angenehm spürbar. Sobald wir uns körperlich, geistig oder auch seelisch verspannen, wird der Fluss dieser Lebensenergie unterbrochen. Plagen uns Sorgen oder Ängste, kann dies unser natürliches prana verringern, Blockaden bilden sich. Das Leben wird schwerer, unser Zustand unruhig und unausgeglichen. Die Folge können Stress, Unwohlsein, Depressionen oder auch schwerere körperliche Dysbalancen sein, die oftmals in Form einer Krankheit erscheinen. Durch das bewusste Praktizieren von Yoga und die Lenkung unseres Atems können wir unseren Geist beruhigen und Blockaden lösen. Nach einer gewissen Zeit können wir sogar wahrnehmen, wie prana durch unseren Körper fließt. Als fortgeschrittene Yogis ist es uns zudem möglich, nicht nur prana zum Fließen zu bringen, sondern auch die Lebensenergie sukzessive zu steigern. Dies ist allerdings ein langer Prozess.

Mit einem gezielten und bewussten Yogaunterricht kann man vielleicht nicht komplett gesunden, aber mit Sicherheit Blockaden erkennen und Beschwerden lindern, so dass ein leichteres Leben möglich ist.

> Genau das ist Yoga: das bewusste Wahrnehmen unseres Körpers und das Beruhigen unserer Gedanken. In jedem Moment.

Das Yoga Sutra gilt als »Leitfaden des Yoga« und erklärt in hundertneunundfünfzig Aphorismen (Sanskrit-Versen) anhand von lebensnahen Situationen die Philosophie und Komplexität des Yoga. Es wurde vor etwa zweitausend Jahren von dem indischen Gelehrten Patanjali verfasst. Das Yoga Sutra beschäftigt sich intensiv mit der menschlichen Psyche und gibt uns mittels des achtgliedrigen Yogapfades Hilfestellungen, um ungesunde Verhaltensweisen und Probleme zu erkennen und gegebenenfalls zu lösen.

»Yoga ist jener innere Zustand,
in dem die seelisch-geistigen
Vorgänge zur RUHE kommen.
Einheit besteht, wenn alle Gefühle
und Gedanken ZUEINANDER FINDEN.«

Yoga Sutra 1-2: Yogas-citta-vrtti-nirodhah

Ein
NEUER TAG
beginnt

Langsam wird Nina wach und spürt, wie das Leben zurückkommt. Sie hat so gut geschlafen wie schon lange nicht mehr. Die Atemübung hat offensichtlich nachhaltig gewirkt. Ein Blick auf den Wecker, ups, schon halb neun. Um 9.30 Uhr ist das Meeting angesetzt. Sie springt aus dem Bett und fällt beinahe in den Hundekorb. Jetzt geht alles ganz schnell. Interessanterweise ist Nina einigermaßen gefasst, obwohl sie verschlafen hat. Normalerweise würde sie vor lauter Hektik und fehlender Konzentration nichts auf die Reihe bekommen. In zwanzig Minuten ist sie fertig, packt den Hund ein und verlässt das Haus. Alles geht ihr leicht von der Hand.

Als Nina in den großen Besprechungsraum kommt, sind die meisten Kollegen bereits anwesend. Dann betritt der Vorstand den Raum und langsam, aber unaufhörlich macht sich die Nervosität breit. Nina merkt, wie ihr der Schweiß ausbricht und es ihr den Brustkorb bis hin zum Kehlkopf zuschnürt. Bitte nicht heute, nicht jetzt. Immer, wenn sie Lampenfieber hat, bleibt ihr die Stimme weg. Doch es lässt sich nicht mehr aufhalten.

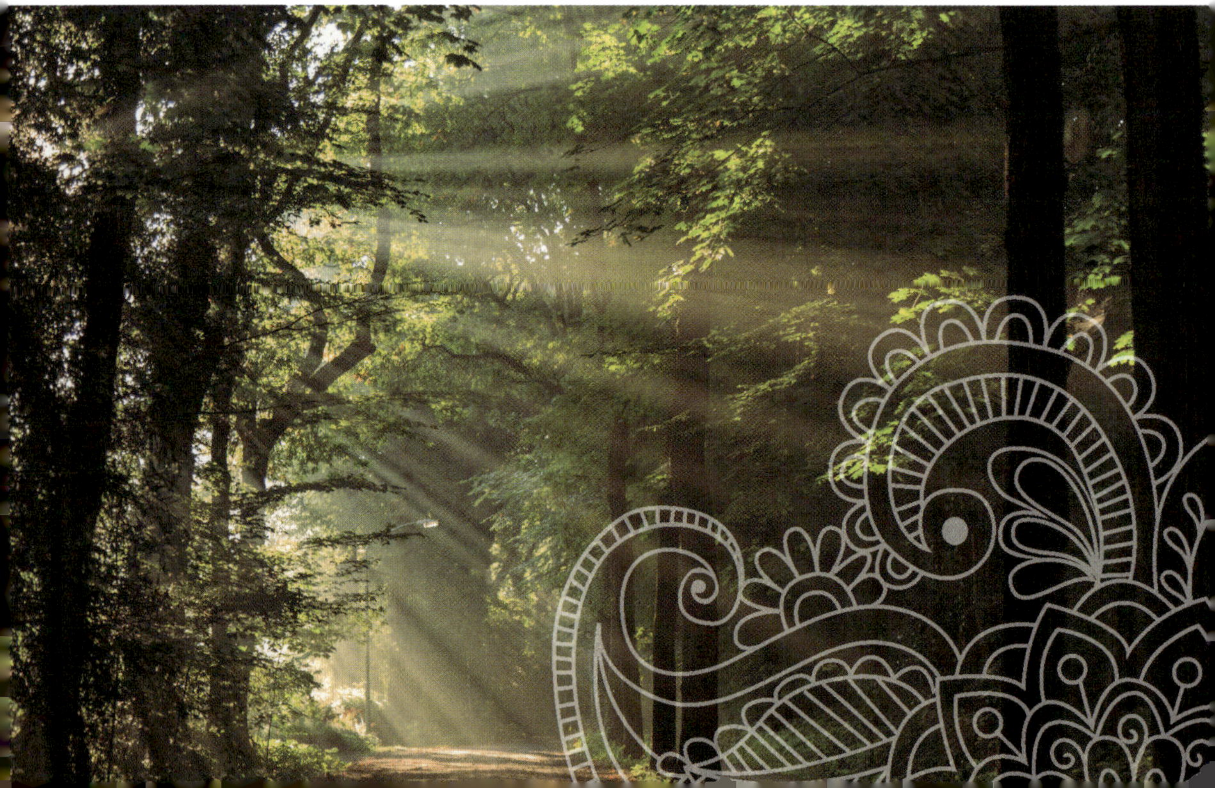

Tadasana – Die Berghaltung
STILLSTEHEN AUF EINEM STABILEN FUNDAMENT

Übungsanleitung

Oft wollen wir schwierige Gefühle aufhalten. Sinnvoller, als gegen etwas anzukämpfen, ist es, innezuhalten – stillzustehen.

- Nimm dir einen Moment Zeit, um dich bewusst zu erden. Setze ganz achtsam deine Füße auf, einen nach dem anderen. Die großen Zehen berühren sich, die Fersen sind leicht auseinander gedreht.

- Der Oberkörper ist aufgerichtet, das Brustbein zeigt leicht diagonal nach oben, die Hände drehen nach außen. Die Finger sind gespreizt und lang, aber nicht verspannt.

- Nun atme tief ein und lange aus. Mit jeder Ausatmung verankerst du dich mehr und mehr im Boden. Die Erde trägt dich und bildet dein Fundament. Du kannst dir einen Baum vorstellen, mit langen, großen, tief versunkenen Wurzeln. Ein weit verzweigtes Wurzelgeflecht, das sich tief hinunter in die Erde gräbt. Visualisiere einen Baum oder einen Berg, der sich allen Naturgewalten unerschütterlich und stabil entgegenstellt.

- Dieses Bild kannst du auch für dein Sein und für dein Tun annehmen. Sobald du gut verwurzelt bist, kannst du deine Lebenssituationen gefasst annehmen.

- Du stehst nun in tadasana – der Berghaltung.

Das bewusste Stehen auf einem stabilen Fundament bringt dich zurück in den Augenblick. Du bist ganz bei dir.

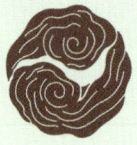

Ujjayi-Atmung
LAUSCHE DEM BERUHIGENDEN OZEANISCHEN RAUSCHEN

Übungsanleitung

Die Ujjayi-Atmung (sprich: Udschei) reinigt unter anderem einen Teil der Atemwege sowie unseren Hals beziehungsweise den Kehlkopf. Dort befindet sich das Zentrum unseres Ausdrucks. Die Kommunikation, sowohl verbal als auch nonverbal, ebenso nach außen wie nach innen, ist dort angesiedelt. Falls du Enge in diesem Bereich feststellst, besinne dich auf diese befreiende Atemübung. Sie verleiht dir Klarheit und Reinheit auf körperlicher wie geistiger Ebene.

- Finde einen bequemen, aufrechten Sitz und schließe deine Augen. Gerne kannst du diese Übung auch im Stehen ausführen.

- Bringe die rechte Hand vor den Mund, atme durch den Mund ein und hauche mit einem entspannt geöffneten Mund sanft aus. Zu hören ist ein leichtes »haaa«, das einem sanften Rauschen nahekommt. Dies erreichst du, indem du die Stimmritze leicht verschließt. Im Geiste kannst du visualisieren, wie du einen Spiegel anhauchst und dieser beschlägt. Versuche einige Male, diesen rauschenden Ton zu erzeugen. Wenn du zu röcheln oder zu »schnarchen« beginnst, dann verschließt du die Stimmritze zu sehr.

- Nach einer Weile schließe deinen Mund und versuche, das Rauschen mit geschlossenem Mund zu erzeugen – sowohl bei der Ein- als auch bei der Ausatmung. Übe sanft und drucklos, damit der Atem zwar konzentriert, dennoch frei und ohne Spannung fließen kann.

- Du wirst wahrnehmen, wie sich der Atem und die Gedanken verändern. In der Ausübung von Ujjayi sind wir vollkommen auf uns konzentriert. Wir sind eins mit dem Moment.

- Praktiziere diese Atemübung anfangs nicht zu lange, zwei bis drei Minuten reichen vollkommen. Nach einer Weile kannst du die Übungsdauer ausdehnen und mit der Zeit die Ujjayi-Atmung auch in deiner asana-Praxis anwenden.

Mit der Ujjayi-Atmung erweitern wir sukzessive die Lungenkapazität und schaffen mehr Raum für den Atem. Psychologisch betrachtet beruhigen wir unseren Geist.

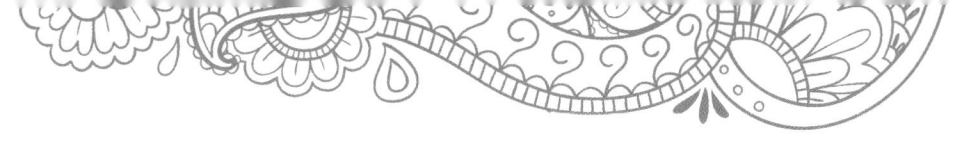

Nina geht kurz nach draußen und führt in der Tadasana-Haltung für einige Minuten die Ujjayi-Atmung aus. Zuvor war sie nervös und hatte Angst, die Präsentation nicht gut bewältigen zu können. Nun geht sie gestärkt, aufrecht und ruhig zurück in den Besprechungsraum. Als sie zu sprechen beginnt, ist ihre Stimme klar und die Präsentation ein voller Erfolg.

Diese Atemtechnik in den Tagesablauf mit einzubauen hilft dir, dich wieder in den Moment zu bringen und dich und deinen Atem bewusst wahrzunehmen.

Du kannst sie beispielsweise im Büro auf dem Stuhl sitzend üben, um den Blick vom Computer zu lösen. Vielleicht schließt du einen Moment die Augen oder schaust aus dem Fenster. Je nachdem, ob du dir ein Zimmer mit Kollegen teilst oder gerade allein bist, kannst du die Lautstärke des Rauschens variieren. Auch sehr leise ausgeführt ist die Ujjayi-Atmung wirksam.

Eine andere gute Gelegenheit: beim Autofahren, wenn du im Stau stehst oder es mal wieder zu langsam vorangeht. Umso schöner ist es, deinen Atem frei fließen zu hören und dich ganz auf dich zu besinnen.

Den Atem bewusst erleben

Die Beobachtung deines Atems kannst du dir während des gesamten Tages immer einmal wieder vornehmen. Wenn wir uns ausgeliefert oder eingeengt fühlen, kann es heilsam sein, einen Moment aus dieser Situation herauszutreten und uns unseres Atems bewusst zu werden. Gehe wenn möglich ein paar Schritte, entferne dich vom Geschehen, und nimm ein paar ruhige, gleichmäßige Atemzüge. Erlaube dir einen Moment der Ruhe und der Besinnung. Du wirst feststellen, dass dieses einfache Mittel einen überraschend starken Effekt hat. Du zentrierst dich und bringst dich bewusst wieder zurück ins Hier und Jetzt. (Eine ausführlichere Anleitung zum Achtsamen Atmen findest du auf Seite 28.)

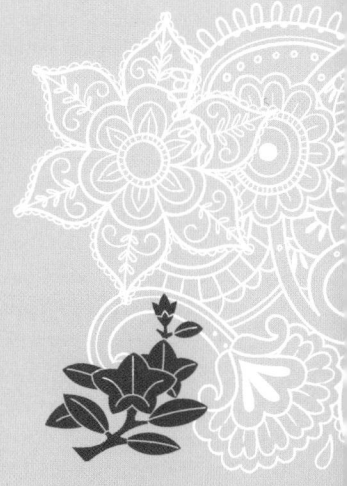

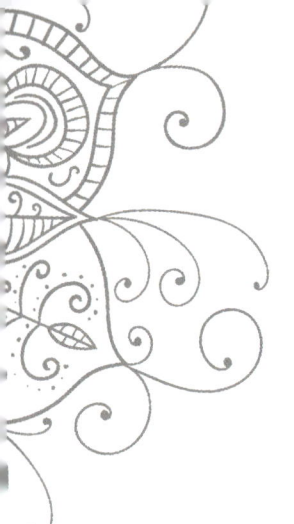

GEFANGEN
in der Gedankenspirale

Der heutige Tag läuft vollkommen aus dem Ruder. Bereits beim Betreten des Büros hört Nina ihren Chef lauthals telefonieren. Schon wieder ist eine Lieferung zu spät beim Kunden angekommen. Der hat sich sofort beim Abteilungsleiter, Ninas Chef, beschwert und droht mit Auftragsentzug. Nina weiß genau, was passiert ist. Anfang der Woche, als der Auftrag nachmittags reinkam, hatte sie die Bearbeitung auf den nächsten Tag verschoben. Sie wollte doch, zumindest diesmal, früh aus dem Büro, um rechtzeitig bei der Theateraufführung ihres Patentkinds zu sein.

Und schon beginnt sich aus dieser einen Situation – der Streit am Telefon, der zornige Kunde und die voraussichtlich daraus folgende Rüge vom Chef – ein unschöner Gedanke zu manifestieren. Aus diesem einen Gedanken wird eine Spirale, die sich bis ins Unendliche ziehen kann. Nina spürt einen heftigen Druck in der Herzgegend und hat das Gefühl, dass ihr sogar das Atmen schwerer fällt. Sorgen kreisen in ihrem Kopf und lassen sie nicht mehr los. Sie fühlt sich auf einmal absolut überfordert und kann sich nicht mehr auf die Arbeit konzentrieren.

Was geschieht, wenn wir uns einem Gedanken hingeben und ihn nicht mehr loslassen können?

Unser Verstand fügt diesem Gedanken vergangene Erlebnisse, Erfahrungen, Wünsche, Sehnsüchte, Rechtfertigungen, Ausflüchte, Beschuldigungen, Entschuldigungen und noch so vieles mehr hinzu. Dies bedeutet, dass wir mit der Zeit einen immer verschwommeneren Eindruck der Ursprungs-situation oder des ursprünglichen Gedankens bekommen beziehungsweise selbst kreieren. Und plötzlich fühlen wir uns ausgeliefert, als Opfer, und unfähig, den Gedanken loszulassen. Die Situation entwickelt eine enorme Eigendynamik und bringt uns ins Schwanken. Manchmal zieht es uns gar den Boden unter den Füßen weg. Wir werden schwer, unsicher, unfähig zu handeln.

Wieso können wir nicht einfach die Situation als das betrachten, was sie ist?

Etwas ist schief gelaufen und nun versuchen wir, das Ganze nach bestem Wissen und Gewissen geradezurücken. Mehr ist es eigentlich nicht. Es wird erst dann überdimensional, wenn sich ein Gedankenstrom entfaltet und ein Eigenleben beginnt. Denn dann geschieht Folgendes:

Die Gedanken lenken unser Tun und unser Sein.

Eine Studie besagt, dass wir am Tag in etwa 60.000 Gedanken fassen. Davon sind leider über zwei Drittel bedeutungslos, negativ oder gar destruktiv. Nicht selten entstehen daraus Druck, Sorgen und im schlimmsten Falle gar Ängste. Oftmals haben wir eine gewisse Erwartung an eine Situation geknüpft und diese trifft mal wieder so nicht ein. Und schon stellen wir alles in Frage, am meisten uns selbst.

Wir entfernen uns vom realen gegenwärtigen Geschehen und sinken tiefer und tiefer in unser eigenes Kopfkino – welches häufig sowohl uns wie anderen Menschen gegenüber eher negativ eingefärbt ist.

Was kann ich tun, um aus solchen Gedankenkreisläufen herauszukommen?

Unser Geist ist äußerst subtil und lässt sich nicht durch Willenskraft kontrollieren. Im Gegenteil, durch Kontrollversuche oder Druck vermehrt sich oftmals der Gedankenstrom. Durch das fortwährende Praktizieren von Yoga und Meditation kannst du die Beruhigung des Geistes erreichen. Dies führt dich zu einem tiefen und klaren Erkennen des Selbst, was man auch als Spiritualität bezeichnen könnte.

Der Weg zum Yoga verläuft oftmals über den Körper. Doch durch das Wahrnehmen und Annehmen des Körpers lernen wir zugleich, unseren Geist besser zu verstehen.

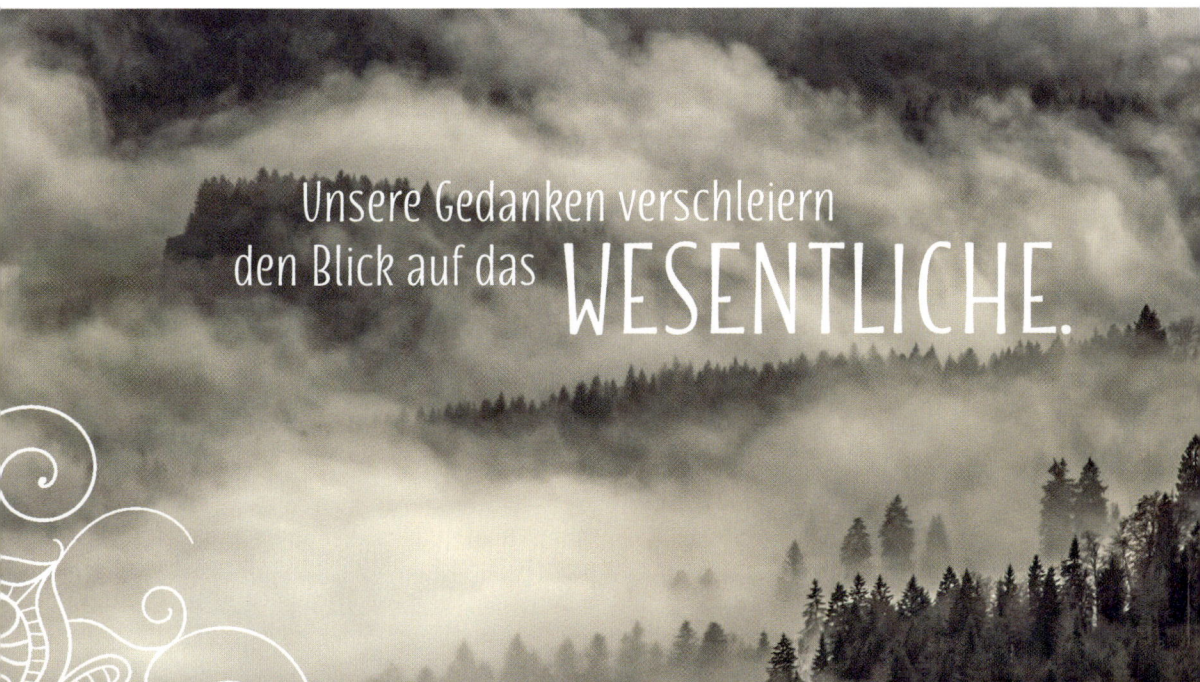

Unsere Gedanken verschleiern den Blick auf das WESENTLICHE.

Sobald Gedanken auftauchen, geht das Jetzt verloren.

Auch nehmen wir dabei unsere Grenzen wahr, sei es in einer asana (Yogaübung) oder wenn wir intensiv pranayama (Atemübungen) praktizieren. Jeder Tag eines Yogi beginnt in einem neutralen Zustand, im Jetzt. Es gibt keine Vergangenheit und keine Zukunft. Wir üben uns darin, nie mit einer Erwartung auf die Matte zu gehen. Als Yogi versuchen wir, immer genau in diesem Moment zu sein und aufs Neue zu empfinden, was uns unser Körper oder Geist gerade zeigt.

So kann es sein, dass ich am Vortag leicht und entspannt in einer Vorwärtsbeuge verweilen konnte, doch heute geht es schwer, denn die Dehnbarkeit in meinem unteren Rücken ist aus bestimmten Gründen eingeschränkt. Nun gilt es zu erkennen, warum dies gerade so ist. Häufig wird sichtbar, dass sich Gedanken oder Gefühle in Form von Blockaden im Körper zeigen. Durch Yoga wollen wir lernen, diese Blockaden zu lösen und unsere Grenzen sanft und langsam zu verschieben.

Wie kann mir Yoga dabei helfen, mich und die Aktivität meines Geistes besser zu verstehen?

Yoga ist Wissen über das menschliche Wesen und kann uns durch stetes Üben und die damit einhergehende Beruhigung der Gedanken Erkenntnisse eröffnen, die einen klareren Blick auf uns und die Welt ermöglichen.

Immer dann, wenn die geistigen Aktivitäten nicht im Gleichgewicht sind, verfärben sie unsere Erkenntnisse und unsere Wahrnehmung. Wenn wir beispielsweise jemandem zuhören, werden wir davon beeinflusst, was wir über ihn denken oder ob das Gesagte irgendwelche Assoziationen in uns hervorruft. Sobald dies geschieht, sind wir von der eigentlichen Unterhaltung abgelenkt und bilden unsere eigenen Gedanken, was ein unvoreingenommenes Zuhören nicht mehr möglich macht. Oder wir befinden uns in einer Situation, die wir so nicht gewollt haben, und unser Geist beginnt, rege zu werden. Er fügt der Situation Wunschdenken, Hoffnungen, Erwartungen, Erfahrungen, Erlebnisse etc. hinzu. Es entsteht ein innerer Konflikt zwischen dem, was sich gerade ereignet (und uns nicht gefällt) und dem, was sich in unserem Kopf abspielt (darüber, wie wir es gerne hätten). Die Folge sind oft negative Emotionen wie Wut, Trauer, Aggression, Unwohlsein oder das Gefühl des Ausgeliefertseins. Ein unaufhaltsamer Gedankenkreislauf beginnt und kreiert Stress und unschöne Emotionen. Dies kann physische oder psychische Symptome auslösen wie etwa Magenschmerzen, erhöhten Blutdruck, Sodbrennen, Gereiztheit, Energieverlust, Überempfindlichkeit, Kopfschmerzen, Verspannungen jeglicher Art, Schlafstörungen und vieles mehr. Im schlimmsten Falle entwickeln sich sogar chronische Krankheiten.

Brahmari Pranayama
DEN GEIST BERUHIGEN

Übungsanleitung

Brahmari ist das Sanskrit-Wort für das Geräusch einer Biene. Bei dieser Übung erzeugst du einen Ton, welcher dem Summen einer Biene gleicht.

- Sitze mit aufgerichteter Wirbelsäule auf einem Stuhl oder auf deiner Yogamatte (gerne auch erhöht auf einem Kissen). Beide Hände liegen entspannt auf deinen Oberschenkeln. Bringe dich mit ein paar bewussten Atemzügen in diesen Moment.

- Mund und Augen sind sanft geschlossen. Atme tief ein und mit der Ausatmung erzeugst du einen gleichbleibenden »Bienen-Ton«. Du nimmst dein eigenes Summen wahr. Die Tonlage ist dabei nicht ausschlaggebend. Wichtig ist es, den Ton so gleichmäßig und lange wie möglich zu halten.

- Übe nicht mit zu viel Druck und lasse den Ton mit dem Ende deiner Ausatmung sanft ausklingen. Gerne kannst du diese Übung, die hervorragend zur Beruhigung des Geistes beiträgt, mehrere Male wiederholen.

- Gib dir genügend Zeit, im Anschluss eine Weile in der Stille zu sitzen.

Auf spiritueller Ebene treten wir ein in den Raum des Klanges: Von außen ertönt der Klang, doch mit der Zeit können wir vielleicht auch den inneren Klang des Lebens wahrnehmen.

Brahmari hat viele verschiedene Wirkungen. Unter anderem wird sie in der Yogatherapie auch gegen Schnarchen empfohlen. Zudem lindert sie Heiserkeit, Reizhusten und vermindert die Infektanfälligkeit.

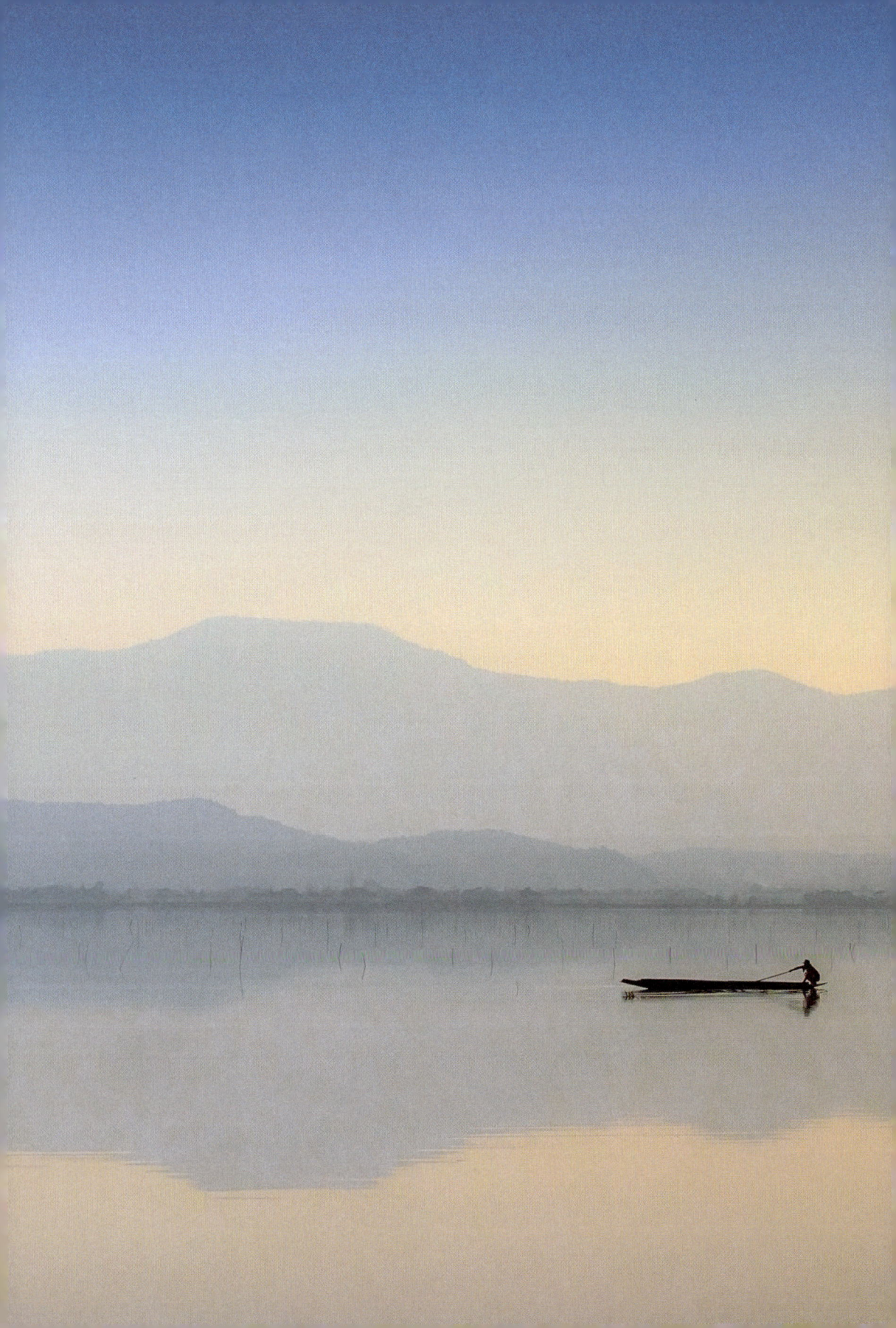

Nach und nach kommt der Geist zur Ruhe.
IN DER RUHE DER GEDANKEN
liegt die *Klarheit* des Seins.

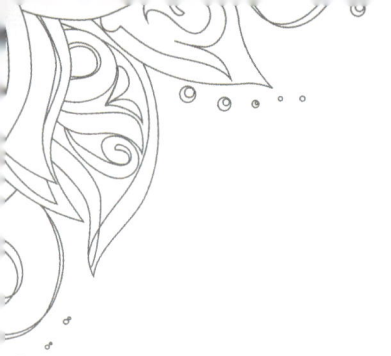

Wieder BODEN unter den Füßen

Nina merkt, dass heute Sand im Getriebe ist. Ständig fallen ihr Dinge aus der Hand und dann klemmt sie sich auch noch den Finger in der Türe ein.

»Das wird schon wieder«, versucht sie sich zu beruhigen. Aber es wird nicht besser. Den ganzen Tag hat Nina ein unangenehmes Gefühl in der Magengegend und fühlt sich durch alles und jeden verunsichert. Es genügt ein bestimmter Blick ihres Gegenübers oder eine flapsige Bemerkung und schon ist sie irritiert oder fühlt sich angegriffen. Und ganz schnell rauscht ihr Selbstwertgefühl in die Tiefe. Unsicherheit und Unwohlsein machen sich mehr und mehr breit. Es ist einer dieser Tage, an denen sie mit sich selbst nicht zurechtkommt, Zweifel an sich und ihrer Person hat. Alles ist ihr zu viel und sie traut sich nichts zu. Sie stellt sich sogar so weit in Frage, dass sie nicht mehr weiß, ob sie ihren Job gut macht und ob sie so, wie sie ist, in Ordnung ist. Manchmal hat sie buchstäblich das Gefühl, jemand zieht ihr den Boden unter den Füßen weg.

Stehhaltungen

Stehhaltungen bringen uns Stabilität und Sicherheit. In der heutigen Zeit haben viele von uns den Bezug zum Körper verloren und es fällt uns schwer, diesen zu spüren. Bei den stehenden Yogaübungen bietet sich eine wunderbare Möglichkeit, den Körper ganzheitlich wahrzunehmen. Wenn wir tief verwurzelt sind und eine stabile Basis schaffen, können wir innerlich reifen und wachsen. Dies gibt uns ein Gefühl der Verbundenheit. Stehhaltungen helfen dir im Alltag, die aktuelle Situation ruhig zu betrachten und anzunehmen. Du bildest dein eigenes Fundament und stehst mit beiden Beinen stabil auf dem Boden. Du bist im Hier und Jetzt und erfährst eine strahlende Präsenz. Du kannst zugleich Kraft und Wohlgefühl wahrnehmen. Dies schafft Vertrauen in dich und die Zuversicht, anderen vertrauen zu können. Aus diesem Zustand heraus kannst du dem Leben mit mehr Gelassenheit entgegentreten.

Das Yoga Sutra Kapitel I beschäftigt sich vorwiegend mit der Psyche des Menschen, dessen Verhaltensweisen und den Problemen, die daraus entstehen können. Es kann uns beim Verstehen unserer Persönlichkeit eine große Stütze und Hilfe sein. Im Kapitel I: Samadhi Pada – Theorie des Geistes – können wir Anregungen und gegebenenfalls auch Antworten finden.

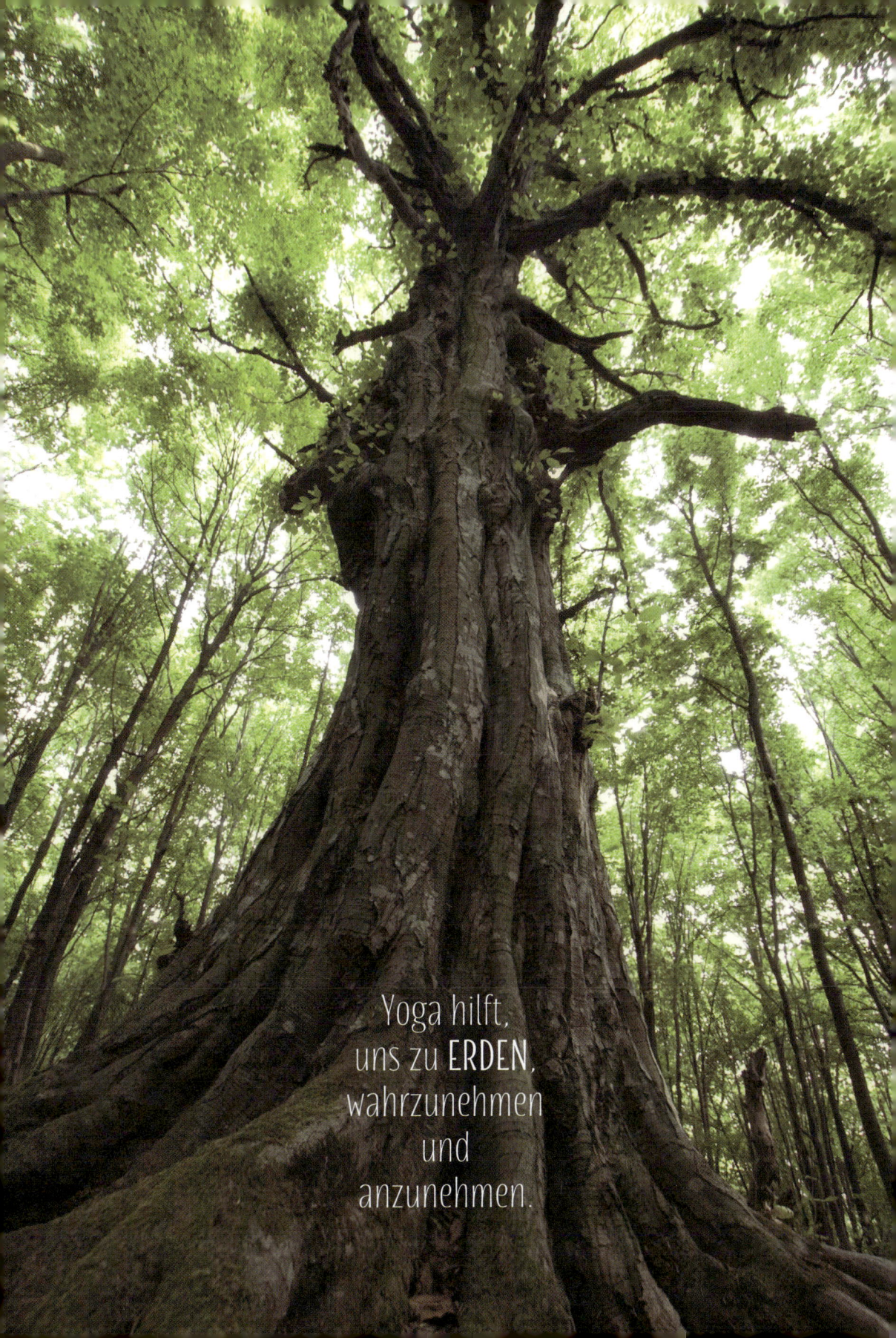

Yoga hilft,
uns zu **ERDEN**,
wahrzunehmen
und
anzunehmen.

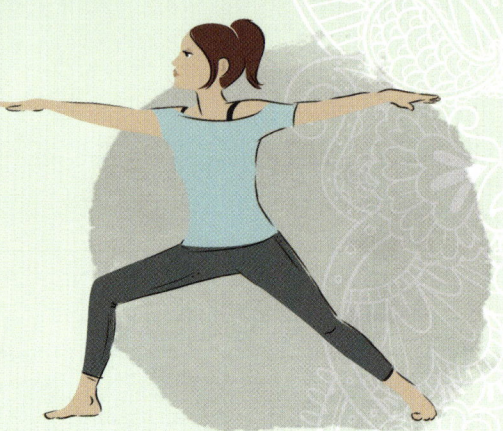

Virabhadrasana II – Der Held
WECKE DIE KRAFT DES HELDEN IN DIR

Übungsanleitung

- Komme zum Stehen an den Mattenanfang und nimm einige tiefe, bewusste Atemzüge, um dich hier einzufinden.

- Bringe das linke Bein mit einem weiten Ausfallschritt nach hinten, der rechte Fuß bleibt nach vorne ausgerichtet. Der linke, hintere Fuß ist leicht eingedreht. Der Oberkörper ist seitlich gedreht und deine Hüften sind weit geöffnet und bleiben auch so. Belaste so gut es geht die Außenkante des hinteren Fußes, das gibt dir Stabilität.

- Mit der nächsten Einatmung bringe beide Arme gestreckt über die Seiten bis auf Schulterhöhe, mit der Ausatmung Schultern entspannen. Die Finger sind lang, der Rumpf bleibt aufrecht über dem Becken.

- Tief einatmen und mit der nächsten Ausatmung vorderes Bein anwinkeln. Verlagere dein Gewicht nur so weit mit nach vorne, dass der Oberkörper weiterhin gerade aufgerichtet über dem Becken bleibt. Die Arme bleiben auf Schulterhöhe, die Schultern sind entspannt. Wenn du stabil stehst, wende deinen Blick über die vordere Hand – stark und kraftvoll wie ein Held.

- Bleibe für einige Atemzüge, dann löse virabhadrasana II langsam auf. Bringe das linke Bein nach vorne zum rechten und spüre ein wenig nach, bevor du die andere Seite achtsam übst.

- Wenn du intensiver üben möchtest, gehe mit der nächsten Ausatmung tiefer, so dass der vordere Oberschenkel in etwa parallel zum Boden ist.

- Achtung: Das vordere Knie darf nicht über den 90°-Winkel kommen (das Knie schaut nicht über die Zehen hinaus) und auch nicht nach innen geneigt werden, um das Kniegelenk nicht zu stark zu belasten. Wer zum Hohlkreuz tendiert, sollte zum Ausgleich das Schambein leicht nach oben ziehen.

Es ist nicht wichtig, so tief wie möglich in diese Stellung zu gehen oder sie so lang wie möglich lang zu halten. Entscheidend ist es, stabil zu stehen und dich bewusst wahrzunehmen.

Hasta Tadasana – Bergvariante
DER HELD IN DIR ÖFFNET SEIN HERZ

Übungsanleitung

- Komme wieder am Mattenanfang zum Stehen. Deine Beine sind hüft-breit geöffnet. Nimm einige tiefe, lange Atemzüge und verbinde dich mit dem Boden. Du stehst stabil und sicher geerdet.

- Mit der Einatmung bringe nun beide Arme gestreckt über vorne nach oben und öffne diese mehr als schulterbreit. Versuche langsam die Arme noch weiter nach hinten zu bringen, Richtung Ohren oder gar hinter die Ohren, ohne die Schultern nach oben zu ziehen. Nun bist du schon in einer leichten Rückbeuge.

- Der Brustkorb und dein Herz weiten und öffnen sich. Mit Liebe und Vertrauen begegnest du den Situationen, die dir das Leben bietet. Wenn du dich sicher und stabil fühlst, richte den Blick nach oben in Richtung Himmel. Tief und gleichmäßig atmen. Bleibe für einige Atemzüge in hasta tadasana.

- Mit der nächsten Einatmung löse die Übung langsam auf, indem du die Arme zuerst aus der leichten Rückbeuge wieder gerade über den Kopf bringst, den Oberkörper aufrichtest und mit der Ausatmung die Arme schließlich zur Seite absenkst. Schließe die Augen und spüre nach.

Mit geöffnetem Herzen stehst du stabil und gelassen wie ein Berg.

Ins
GLEICHGEWICHT
kommen

Balancehaltungen zeigen uns, in welchem Zustand sich unser Geist befindet. Sind wir entspannt und ausgeglichen, lassen sich diese Übungen leichter praktizieren. Fühlen wir uns unruhig, gestresst und überladen, wird es schwer sein, eine Gleichgewichtsübung ruhig und bewusst auszuführen. Gerade am Abend, wenn sich unsere Gedanken anhäufen und wir von den Ereignissen des Tages überflutet sind, stellen Balancehaltungen ein gutes, wenn auch kein leichtes Hilfsmittel dar, die Gedanken loszulassen und sich auf das Jetzt zu fokussieren. Nach der folgenden ausgleichenden Atemübung und einer Stehhaltung, die dich erdet, kannst du stabil, sicher und fokussiert die später folgenden Balanceübungen ausführen.

Nadi Shodhana

Um sich mental auf Gleichgewichtsübungen vorzubereiten, gibt es eine wunderbare Atemübung, die unter anderem die beiden Gehirnhälften harmonisiert und zugleich hilft, den Gedankenstrom zu lindern: nadi shodhana, die Wechselatmung. Häufig reagieren wir im Alltag impulsiv und äußerst emotional oder aber streng sachlich und beinahe teilnahmslos. Beides in einer extremen Ausprägung kann auf Dauer nicht gesund sein. Entweder unterdrücken wir dabei ein Gefühl oder eine Reaktion oder wir werden von unseren Emotionen und Impulsen so überflutet, dass wir unser Gleichgewicht verlieren. Im Yoga lernen wir durch Balance- oder/und Atemübungen, dieses Missverhältnis auszugleichen und eine Harmonie der beiden Gehirn- und Körperhälften herzustellen. Nadi shodhana, die Wechsel-atmung, die durch das abwechselnde Verschließen eines Nasenlochs erreicht wird, ist dafür ein tiefgehendes Mittel.

Der rechte Nasengang ist der Sonne zugeordnet und steht für den Intellekt und die männliche Energie. Außerdem repräsentiert er Wärme und Aktivität. Der linke Nasengang wird dem Mond zugeschrieben. Er steht für Ruhe und Kühle sowie die weibliche Energie. Der Mond versinnbildlicht die Reflektion, was wiederum eine Innenschau ermöglicht. Nadi shodhana (auch anuloma viloma genannt) verbindet die rechte und linke Körper- und Gehirnhälfte und wirkt harmonisierend. Diese Atemübung steigert zugleich unsere Konzentrationsfähigkeit und Wachsamkeit, was uns ins Jetzt bringt. Sie beruhigt die Nerven und bringt Ruhe in unsere Gedanken. Dies kann uns auf dem Weg der Spiritualität zu tieferer Einsicht führen.

> **Den alten indischen Yogatexten zufolge ist nadi shodhana die wichtigste aller Atemübungen, da wir durch sie in eine metaphysische Ebene eintauchen.**

Nadi Shodhana – Die Wechselatmung
HARMONISIERUNG VON RECHTER UND LINKER GEHIRNHÄLFTE

Übungsanleitung

- Finde einen bequemen Sitz, in dem du ein paar Minuten verweilen kannst. Beide Hände liegen auf den Knien und befinden sich in chin-Mudra (Zeigefinger und Daumen berühren sich sanft, somit verbinden wir die individuelle mit der universellen Energie). Nimm einige ruhige Atemzüge und schließe langsam die Augen.

- Bringe die rechte Hand in mrgi-Mudra (klappe Zeige- und Mittelfinger ein, kleiner Finger, Ringfinger und Daumen sind gestreckt) und führe diese entlang des Nasenrückens, bis du zu den beiden weichen Einbuchtungen (die Oberseite der Nasenflügel) kommst. Dort verweilen deine Finger: Ringfinger und kleiner Finger links, der Daumen rechts. Die linke Hand bleibt in chin-Mudra. Atme tief ein und aus.

- Nach der nächsten Ausatmung verschließe sanft mit dem Daumen das rechte Nasenloch und atme links ein. Kurze Atempause. Verschließe nun mit dem Ringfinger das linke Nasenloch, öffne das rechte und atme aus. Rechts ein, dann rechtes Nasenloch wieder verschließen, links öffnen und ausatmen.

- Wiederhole nadi shodhana zu Beginn zehn bis zwölf Mal. Die Augen sind dabei immer geschlossen. Eine Runde ist vollendet, wenn du links einatmest und nach der rechten Seite wieder links ausatmest. Mit der Zeit kannst du dreimal zwölf Runden üben.

- Nach Beendigung lasse den Atem frei fließen und verweile für einige Zeit in der Stille.

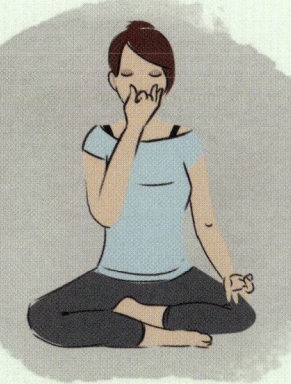

Mudra bedeutet in Sanskrit »Siegel« und ist eine symbolische Handgeste, die im indischen Tanz wie in der spirituellen Praxis und im Yoga angewendet wird.

Talasana – Die Palme (Variante I)
KONZENTRATION, FÜHRUNG, RUHE

Übungsanleitung

- Komme mit leicht geöffneten Füßen bewusst zum Stehen. Schön wäre es, wenn du diese Übung barfuß auf dem Rasen ausführen kannst. Nimm einige tiefe Atemzüge in den Bauchraum. Langsam spürst du wieder den Boden unter dir – die Erde, die dich trägt, dein Fundament bildet und dich fest mit dem Boden und in dir selbst verankert.

- Suche einen Fixpunkt vor dir auf Augenhöhe und bringe die Hände gefaltet vor deinem Brustbein zusammen – in Namaste, dem indischen Gruß. Du bist auf deinen Fixpunkt konzentriert und beobachtest zugleich deine Atmung, um ganz im Jetzt anzukommen.

- Mit der nächsten Einatmung verlagerst du dein Gewicht leicht nach vorne und hebst die Fersen vom Boden ab. Du stehst auf den Fußballen/den Zehenspitzen, wobei es nicht wichtig ist, wie hoch du kommst. Entscheidend ist es, dass die Übung ruhig ausgeführt wird und du dich stabil fühlst. Halte deinen Fixpunkt klar im Blick. Falls du instabil wirst, senke die Fersen ein wenig ab oder löse die Übung auf.

- Wenn du dich sicher fühlst, bringe mit einer weiteren Einatmung die Hände mit geschlossenen Handflächen über deinen Kopf. Schultern und Gesicht sind entspannt. Bleibe für ein paar Atemzüge in talasana.

- Dann löse die Handflächen voneinander, bringe deine Arme mit der Ausatmung gestreckt über die Seiten langsam wieder nach unten und senke die Fersen zum Boden. Augen schließen, einen Moment nachspüren. Wiederhole diese dynamische Übung sechsmal.

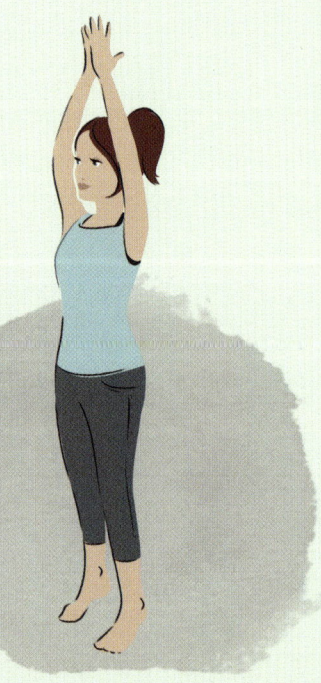

Konzentriert und bewusst.
Langsam und stabil.
Gelassen und ruhig.

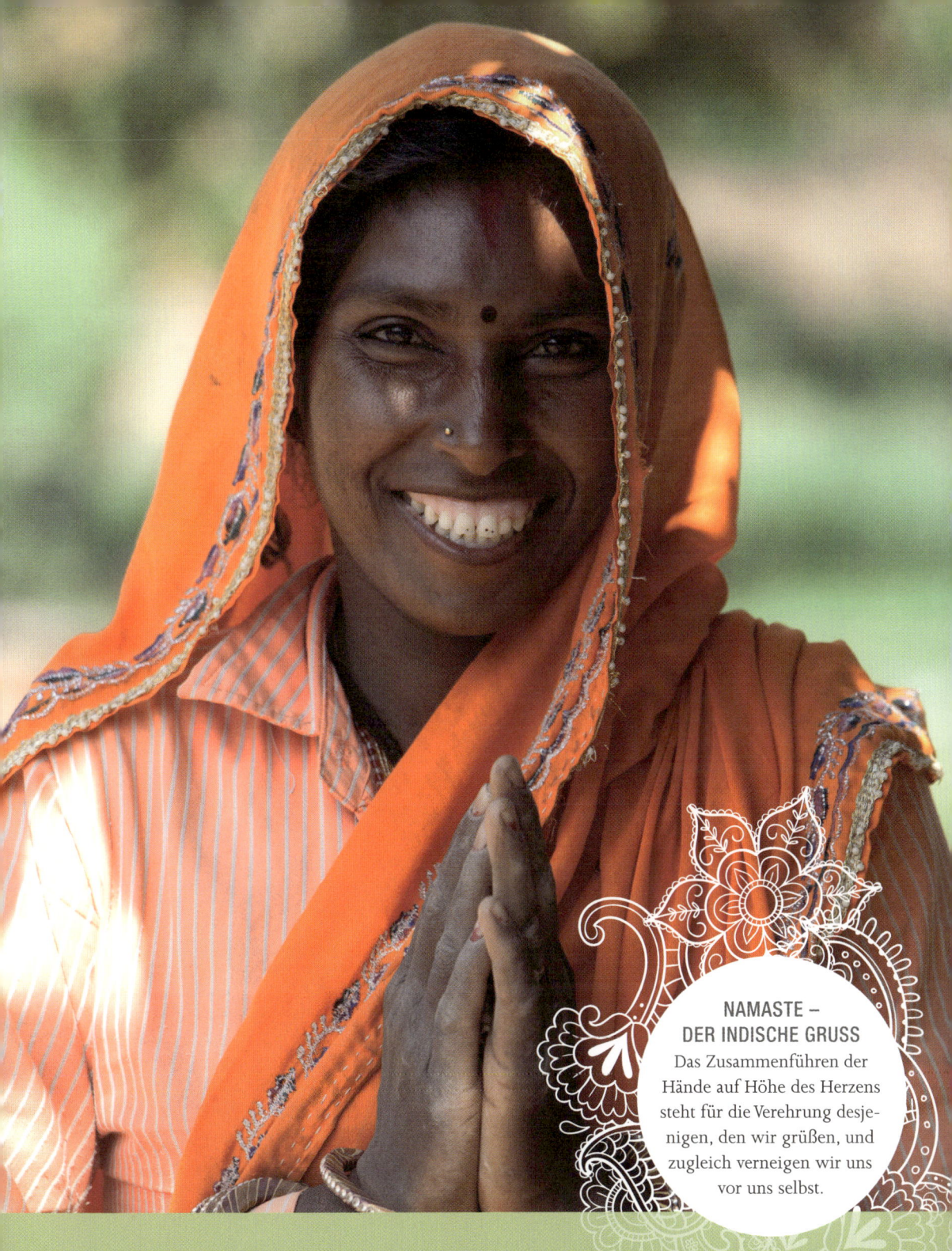

NAMASTE –
DER INDISCHE GRUSS
Das Zusammenführen der
Hände auf Höhe des Herzens
steht für die Verehrung desje-
nigen, den wir grüßen, und
zugleich verneigen wir uns
vor uns selbst.

»Ich ehre den Platz in dir, in dem das gesamte Universum residiert. Ich ehre den
Platz des Lichts, der Liebe, der Wahrheit, des Friedens und der Weisheit in dir. Ich ehre den Platz in dir,
wo, wenn du dort bist und auch ich dort bin, wir beide nur noch eins sind.«

Mahatma Gandhi zu Albert Einstein über die Bedeutung von Namaste

Talasana – Die Palme (Variante II)
YOGA IST BEWUSSTES ATMEN IN BEWEGUNG

Übungsanleitung

Der Atem spielt im Yoga eine essenzielle Rolle, da er dir den Moment vergegenwärtigt und du sowohl körperlich als auch geistig positive Veränderungen erwirken kannst.

- Stehe in tadasana, der Berghaltung (siehe Seite 69). Diesmal berühren sich die Füße, die Arme sind lang am Körper, die Handflächen sind leicht nach vorne aufgedreht. Atme bewusst lange ein und tief aus.

- Suche dir wieder einen Fokuspunkt. Mit der Einatmung bringst du langsam die Arme gestreckt über die Seiten nach oben und zugleich kommst du auf die Zehenspitzen.

- Die Armbewegung und das Lösen der Fersen vom Boden sollten mit dem Atem eine Einheit bilden. Die Handflächen berühren sich sanft über deinem Scheitelpunkt, spüre den Kontakt deiner Handinnenflächen. Deine Schultern sind entspannt, das Gesicht gelöst.

- Mit der Ausatmung bringe die Arme gestreckt über die Seiten wieder nach unten neben den Körper (Handflächen bleiben nach vorne aufgedreht) und gleichzeitig senkst du deine Fersen Richtung Boden ab.

- Wiederhole diese Übung sechsmal, langsam, gleichmäßig und ruhig.

Der Atem ist der Impulsgeber der Bewegung: Eine Bewegung wird jeweils entweder von der Ein- oder der Ausatmung eingeleitet. Dies hilft dir in der Ausübung des Yoga, dich bewusst wahrzunehmen.

Talasana – Die Palme (Variante III)
VERTIEFTES ÜBEN MIT GESCHLOSSENEN AUGEN

Übungsanleitung

- Um dich in der Konzentration noch mehr zu üben, kannst du die beschriebene Variante II der Palme auch mit geschlossenen Augen ausführen. Wichtig ist es hierbei, dass du dich zu Beginn wieder mit der tiefen Ausatmung bewusst erdest.

- Dann schließe die Augen und visualisiere einen inneren Fixpunkt. Hierbei eignet sich zum Beispiel der Punkt zwischen den Augenbrauen, das sogenannte Dritte Auge, welches für Intuition steht.

- Die Bewegung der Arme und Fersen folgt dem Atem.

- Es kann sein, dass du anfangs sehr instabil wirst und zu schwanken beginnst. Das ist kein Problem. Erde dich wieder und beginne von Neuem. Vielleicht hebst du die Fersen erst einmal nur ein wenig vom Boden ab und übst nicht ganz so ambitioniert. Gehe sanft und geduldig mit dir um.

- Nach sechs Wiederholungen spüre mit geschlossenen Augen nach.

YOGA
IST DAS EINTRETEN
IN DIE STILLE.

ZU VIEL
auf *einmal*

Ninas Tag beginnt mit einigen Besorgungen, sie hat sich den Vormittag freigenommen. Sie fühlt sich richtig gut, da sie ein wunderschönes Wochenende verbracht hat, draußen in der Natur mit ihrem Hund und Freunden. Der Herbst zeigt sich von seiner schönsten Seite, wenngleich das Wetter schnell umschlagen kann. Das Farbenspiel der Blätter und die noch wärmende Sonne, die immer mal wieder durch die Bäume spitzt, lässt sie alle Sorgen vergessen. Noch zwei, drei Geschäfte und dann geht's nach Hause. Vollbepackt macht sie sich auf den Weg zur Bushaltestelle. Ah, da kommt er schon. Mist, das Telefon klingelt. Es ist das Büro. Sie brauchen eine Auskunft, um einen wichtigen Vorgang fertigstellen zu können. Dringend. Jetzt. Der Bus fährt Nina vor der Nase davon, die Laune gerät ein wenig ins Schwanken. Sie ärgert sich über die Kollegen, dass sie sie in ihren freien Stunden belästigen. Und sie ärgert sich über sich, dass sie nicht einfach das Telefon klingeln lassen kann, obwohl sie den Bus erwischen will. Der stechende Schmerz im Nacken bis hoch zum Kopf macht sich langsam wieder breit, weil sie versucht hat, mit den vielen Tüten und dem Telefon eingeklemmt zwischen Schulter und Ohr zum Bus zu rennen.

Langsam verdichtet sich der Himmel und graue Regenwolken ziehen auf.

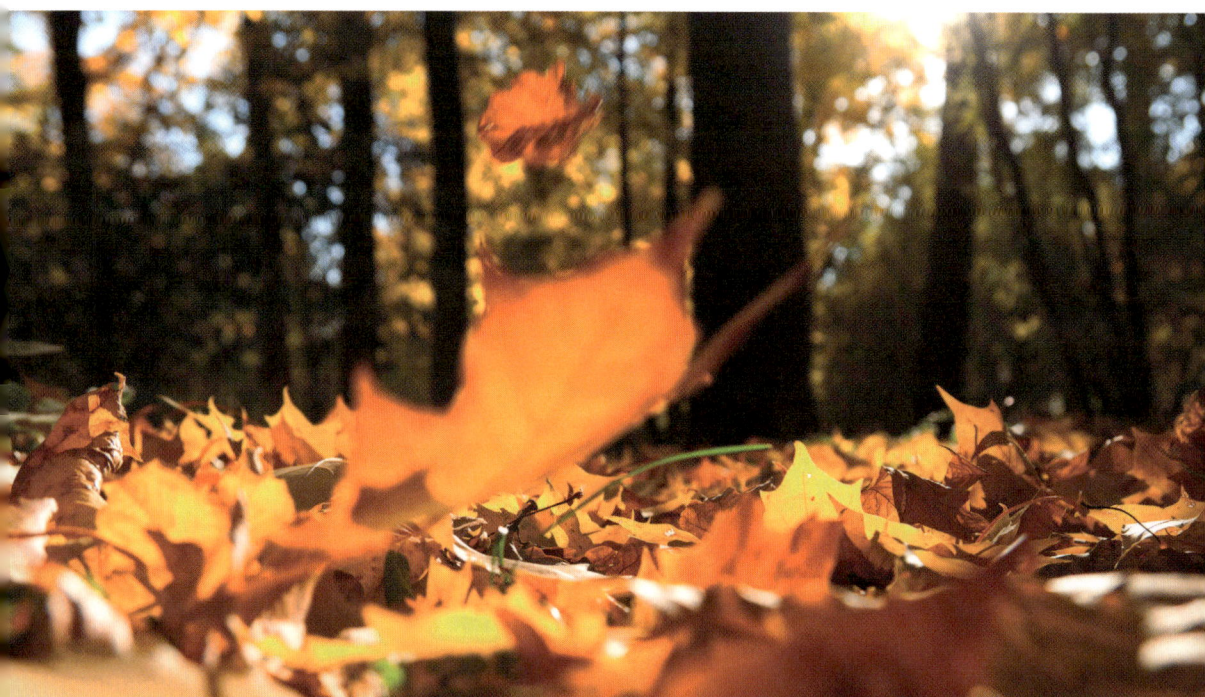

Yoga ist Spannung und Entspannung.

Umgang mit Schmerzen und Spannung

Wenn wir lernen, unseren Körper aufmerksamer wahrzunehmen, können wir erspüren, ob wir angespannt oder entspannt sind. Häufig sind wir uns unserer Anspannung oder gar Verspannung nicht bewusst und müssen erst wieder lernen, was es bedeutet, richtig zu entspannen. Nur dann können Körper und Geist wirklich zur Ruhe kommen.

Besonders diejenigen von uns, die einer sitzenden Tätigkeit am Schreibtisch und Computer nachgehen, verkrampfen sich oftmals in folgenden Bereichen:

* Nacken

* Schultern

* Oberer Rücken

* Unterer Rücken

Die Folge sind oft stechende Schmerzen in diesen Regionen. Nicht selten strahlen diese dann so weit aus, dass wir Kopfschmerzen bekommen oder einen permanenten Spannungsschmerz im Oberkörper verspüren, der schon leichte Bewegungen fast unmöglich macht. Spätestens jetzt ist es an der Zeit, sich bewusst zu entspannen. Dies geht sowohl im Büro als auch zu Hause. Die folgenden Übungen kannst du auf der Yogamatte ebenso machen wie auf dem Stuhl.

Gehe vorsichtig und sanft mit deinem Körper um. Versuche herauszubekommen, ab wann eine Dehnung in einen Schmerz übergeht. Vermeide auf jeden Fall zusätzlichen Schmerz. Außerdem ist es wichtig, dass du deinen Körper schrittweise an eine Steigerung der Dehnung und der Intensität der asanas heranführst. Körper und Geist wollen die Funktion und Auswirkung der einzelnen Übungen langsam erleben. Nur dann sprechen wir von Yoga, dem bewussten Tun und Sein.

Brahma Mudra
ZUM ENTSPANNEN DES NACKENS

Übungsanleitung

Wenn du im Büro übst, schiebe deinen Stuhl so weit vom Tisch weg, dass du etwas Platz um dich herum hast. Schalte möglichst Computer und Telefon aus oder die Mailbox an.

- Setze dich bequem auf deinen Stuhl und achte darauf, dass dieser stabil bleibt. Die Füße haben guten Kontakt mit dem Boden. Deine Hände liegen entspannt auf den Oberschenkeln, der Oberkörper ist aufgerichtet – so weit, wie es ohne Schmerzen für dich geht. Falls dies zu anstrengend ist, setze dich aufrecht hin und lehne dich an.

- Nimm einige tiefe, bewusste Atemzüge. Jetzt ist Zeit für dich.

- Mit der nächsten Einatmung richte dich noch einmal bis zum Scheitelpunkt bewusst auf, mit der Ausatmung drehe den Kopf langsam nach rechts (den Kopf dabei nicht neigen). Kurze Pause. Mit der nächsten Einatmung zurück zur Mitte, mit der nächsten Ausatmung nach links drehen.

- Einatmen zurück zur Mitte, ausatmen und den Kopf entspannt nach hinten sinken lassen (nur so weit, dass du keinen Schmerz im Nacken verspürst). Mit der Einatmung wieder zurück zur Mitte, mit der Ausatmung nach vorne unten. Einatmen und wieder zurück zur Mitte.

- Lege eine kurze Pause ein, dann kannst du diese Übung noch einige Male wiederholen. Es ist wichtig, Brahma Mudra langsam und bewusst auszuführen und nach jeder Position immer kurz innezuhalten. Gerne kannst du deine Augen schließen.

- Mit der Zeit wirst du spüren, dass die Beweglichkeit deines Kopfes zunimmt, dass sich dein Nackenbereich entspannt und sich weicher und flexibler anfühlt.

Die Übung scheint auf den ersten Blick sehr schlicht, sie kann jedoch tief wirken, vor allem, wenn du dir wirklich Zeit nimmst.

Schultermobilisation
SCHMERZLÖSEND UND BEFREIEND

Übungsanleitung

- Sitze auf dem Stuhl und bringe dich mit einigen bewussten Atemzügen in diesen Augenblick. Die Füße sind mit dem Boden verbunden, die Wirbelsäule ist aufgerichtet.

- Bringe nun die Fingerspitzen der linken Hand auf die linke, die der rechten Hand auf die rechte Schulter und führe die Ellbogen vor deinem Brustkorb zusammen. Beginne langsam, Ellbogen und Arme nach oben und hinten zu kreisen, die Fingerspitzen halten den Kontakt mit den Schultern. Beschreibe einen großen, ausladenden Kreis mit den angewinkelten Armen.

- Achte darauf, dass du nicht die Schultern nach oben ziehst, sondern die Rotation aus den Schultergelenken heraus stattfindet. Es kann sein, dass es ein wenig in den Schultern knirscht. Falls dies nicht zu extrem ist, brauchst du dir keine Gedanken zu machen.

- Du wirst merken, dass du in der kreisenden Bewegung den Brustkorb schön weiten kannst und somit dein Herz öffnest. Eine Runde ist beendet, wenn du die Ellbogen wieder vor dem Körper zusammengeführt hast. Wiederhole sechs- bis zwölfmal.

- Danach übe die andere Richtung: Fingerspitzen auf die Schultern, Ellbogen vorne schließen und du beginnst die Kreisbewegung diesmal nach unten hinten und bringst die Ellbogen über oben wieder nach vorne.

- Nach je sechs bis zwölf Wiederholungen kreise deine Schultern mit herabhängenden Armen leicht nach vorne, dann nach hinten. Schließe die Augen und spüre ein wenig nach.

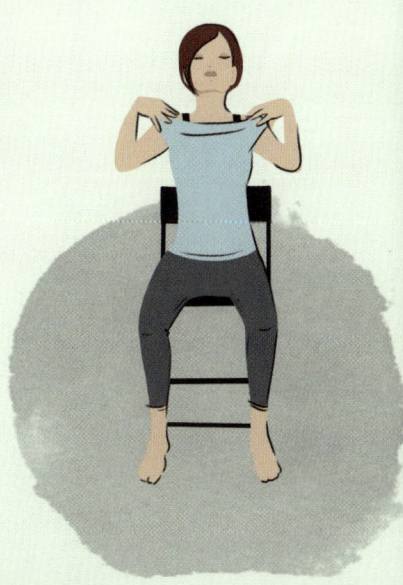

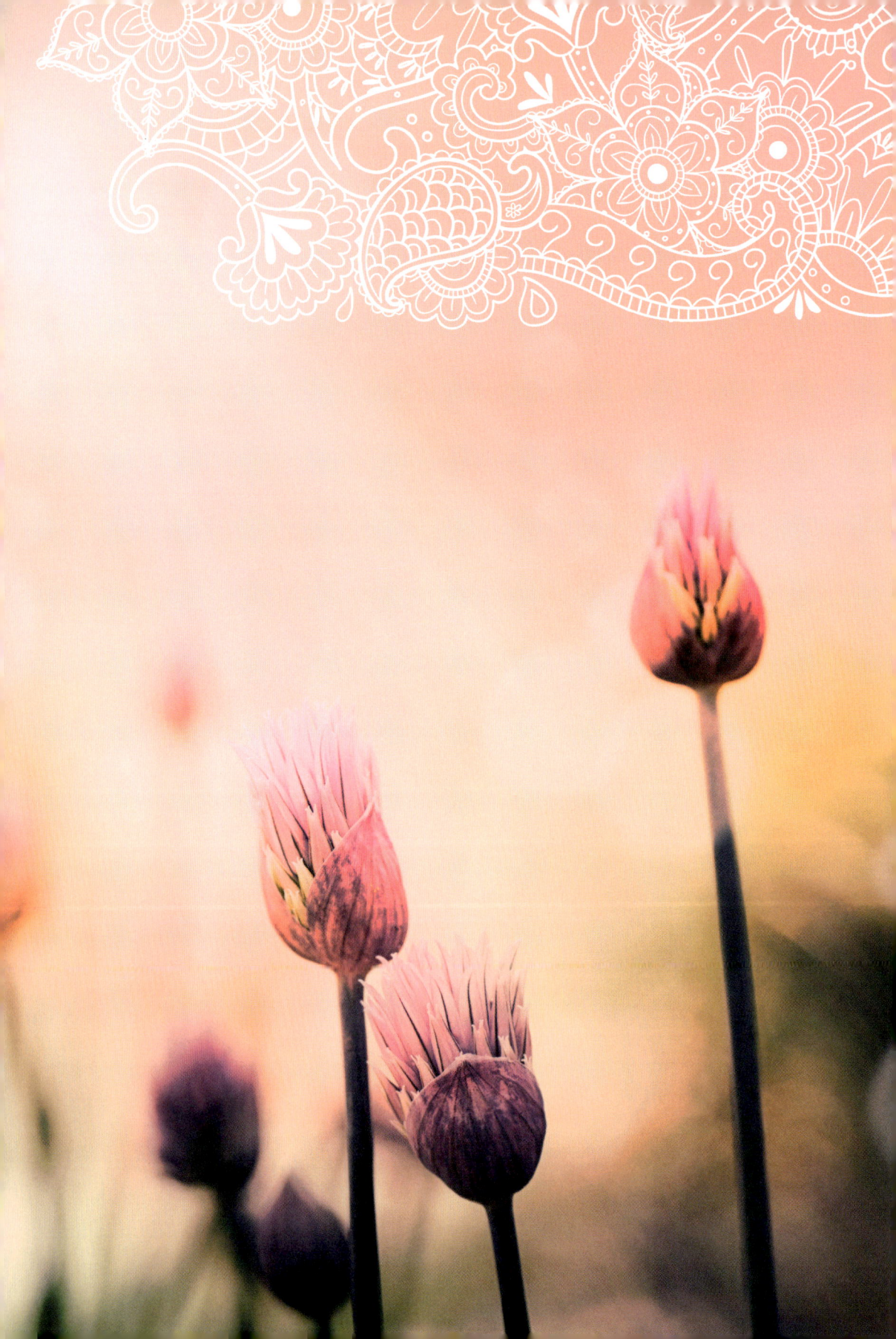

Rücken in Bewegung
FREI VON BLOCKADEN

Übungsanleitung

Da wir häufig viel zu viel Zeit im Sitzen verbringen, ist es nicht leicht, Geschmeidigkeit und Flexibilität im Rücken zu bewahren. Diese Übung kann helfen.

- Sitze bequem auf einem Stuhl, die Wirbelsäule aufgerichtet. Deine Hände liegen auf den Oberschenkeln. Drehe die Handflächen nach oben und hebe die Unterarme einige Zentimeter an, jeder Arm bildet nun einen rechten Winkel, die Unterarme befinden sich parallel zum Boden.

- Mit der nächsten Einatmung ziehe die Ellbogen nah am Oberkörper nach hinten, so dass sich der Brustkorb weitet und du leicht ins Hohl-kreuz kommst. Schulterblätter ein wenig zusammenführen, den Kopf leicht nach hinten neigen.

- Mit der nächsten Ausatmung führe die Arme am Körper entlang nach vorne und mache den gesamten Oberkörper rund. Die Arme sind nun ausgestreckt, schulterbreit geöffnet, die Handflächen schauen sich an, Schultern gelöst.

- Wiederhole dies mindestens sechsmal, langsam und mit der Atmung gehend. Danach kurz nachspüren.

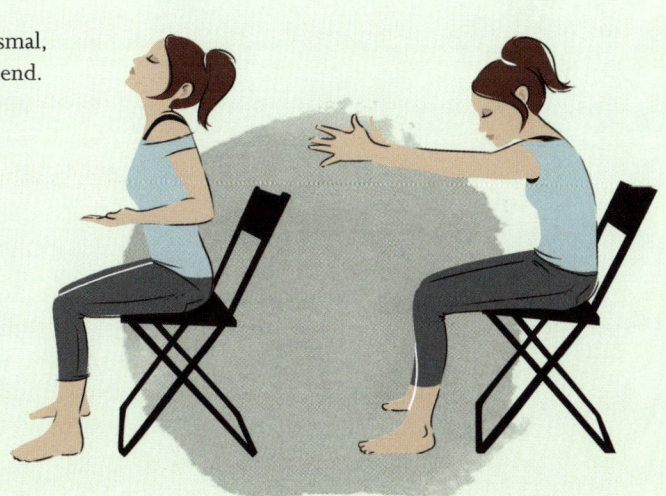

Achte darauf, dass du Schultern und Nacken bei den Bewegungen nicht an-spannst, sondern bewusst entspannst.

Sitzende Drehhaltung
FÜR EIN FLEXIBLES SEIN

Übungsanleitung

Im Alltag drehen wir unsere Wirbelsäule sehr selten. Bewusst drehen wir uns, wenn überhaupt, beim Einparken, und dann ist dies nicht selten schmerzhaft oder nur unter Anstrengung möglich. Diese Drehhaltung erhöht Flexibilität und Beweglichkeit im Rücken.

- Für diese Übung brauchst du etwa zwei Meter Platz um dich herum, du sitzt dabei aufrecht, am besten auf einem Stuhl ohne Armlehnen (mit geht aber auch). Lege die Hände auf deine Oberschenkel, die Handflächen drehst du nach oben. Die Finger sind leicht gestreckt und gespreizt (nicht verkrampft).

- Mit der nächsten Einatmung führe deine Arme gestreckt über die Seiten nach oben bis über den Kopf. Die Handflächen berühren sich, hier kurz innehalten, dabei die Schultern entspannen und lösen.

- Mit der Ausatmung drehst du dich nach links auf, so dass du eine leichte Drehung im oberen Teil des Rückens, der Brustwirbelsäule, erwirkst. Gleichzeitig mit dieser Bewegung sinken deine Arme gestreckt nach unten, bis deine linke Hand schließlich an der Rückseite der Lehne landet, deine rechte Hand an der Außenkante des linken Knies. Dein Kopf befindet sich in Verlängerung der Wirbelsäule (nicht weiter drehen).

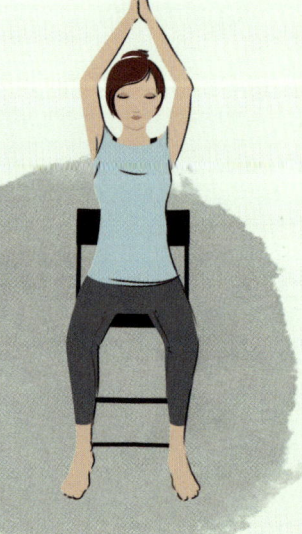

Bei den Drehhaltungen ist es wichtig, die Wirbelsäule vor der Drehung aufzurichten. So schaffst du Raum zwischen den Wirbelkörpern. Mit der Einatmung aufrichten und erst mit der Ausatmung in die Drehung gehen.

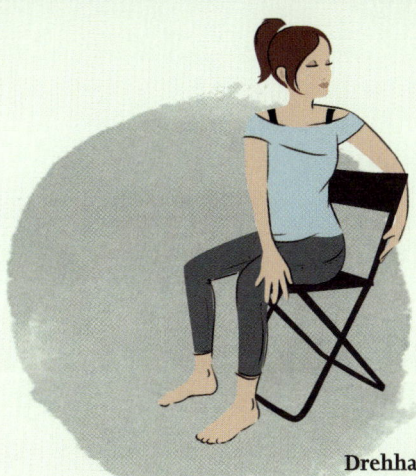

- Schließe deine Augen und führe den Atem bewusst in den Bauchraum. Nimm wahr, wie sich bei der Einatmung die Bauchdecke nach außen wölbt und bei der Ausatmung passiv wieder zurückzieht. Bleibe für einige Atemzüge in dieser Position.

- Mit der nächsten Einatmung strecke deine Wirbelsäule aus dem unteren Rücken nach oben, mit der Ausatmung komme langsam mit dem Oberkörper wieder zurück zur Mitte. Die Arme dabei wieder in die Ausgangsposition bringen und zwischenatmen.

- Übe nun die andere Seite, genauso bewusst und langsam.

Drehhaltungen können sowohl einen Perspektivwechsel wie eine gesunde Entschlackung anregen. Durch eine bewusste Bauchatmung bei den Drehhaltungen werden Gifte aus deinem Körper befördert.

Nachdem sich Nina, endlich zu Hause angekommen, zehn Minuten für diese Übungen Zeit genommen hat, fühlt sie sich schon besser. Erst als sie die Augen öffnet, wird ihr bewusst, dass sie nicht einmal an die Arbeit gedacht hat, sondern ganz bei sich und dem Üben war. Erfreulicherweise sind die Nackenschmerzen so gut wie weg und sie fährt mit neuem Elan in die Arbeit.
Auf dem Heimweg wird ihr klar, dass sie mehr auf sich achten möchte. Nina reflektiert noch einmal über ihren Tag und versteht nun auch die Zusammenhänge zwischen ihrem Stress und den mentalen und körperlichen Blockaden. Für morgen nimmt sie sich vor, mehr Ruhephasen einzulegen und sich zeitlich nicht so unter Druck zu setzen. Mit Ashinka, ihrem Hund, dreht sie eine Extrarunde, denn die Gewitterwolken haben sich verzogen – ach – und die Kopfschmerzen auch.

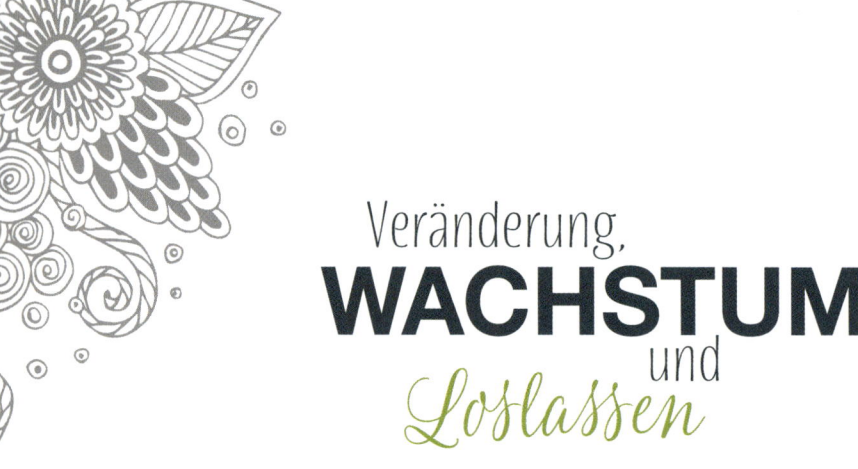

Veränderung,
WACHSTUM
und
Loslassen

I n der heutigen Zeit neigen wir dazu, uns mit vielen Reizen zu überhäufen. Zu viel, zu groß, zu laut, zu schnell sind häufig die Angebote dessen, was wir konsumieren. Ständig sind wir unterschiedlichen Ablenkungen und Versuchungen ausgesetzt. Leider kommt es selten vor, dass wir uns vom Handy, Computer oder Fernseher lösen. Selbst sportliche Aktivitäten werden oft noch mit Musik, Unterhaltung oder visueller Ablenkung angereichert.

Selten sind wir fokussiert auf unser Tun – und noch seltener auf unser Sein. Unser Gehirn ist immer auf Empfang ausgerichtet und weiß bald nicht mehr, wie Abschalten geht. In diesem ständigen »overload« ist es nicht leicht, das Wesentliche zu erkennen.

Das Wichtigste im Leben ist wohl zu erkennen und wahrzunehmen, wer wir in der Tiefe sind.

Doch bis wir dahin kommen, liegt oft ein weiter Weg mit vielen Nebenpfaden, Ablenkungen und Umwegen vor uns. Wenn es um Selbsterkenntnis geht, wird es uns unterstützen, das Folgende zu verstehen:

Wahrhaftiges Erkennen geht immer einher mit Veränderung. Stillstehen bedeutet Stillstand und dies kann zu einer Verhärtung der eigenen Emotionen und des eigenen Seins führen. Sicher können Veränderungen erst einmal unangenehm sein oder uns verunsichern. Doch wenn wir Veränderungen vermeiden wollen, werden wohl Kontrolle, Strenge und Ängste unsere Weggefährten sein. Wenn wir uns aber für Erlebnisse und Veränderungen öffnen, sind immer öfter Freude und Freiheit unsere Wegbegleiter. Es ist an uns, unseren Weg zu wählen und zu entscheiden, wie wir unser Leben verbringen wollen.

Der größte Yogi im Hinduismus kann uns dabei vielleicht einen Impuls geben. Es ist Lord Shiva, der eine Hauptgottheit in der indischen Weltanschauung darstellt. Neben Brahma, dem Schöpfergott, und Vishnu, dem Gott der Erhaltung, steht Shiva für Zerstörung und Erneuerung. Alle drei bilden die Trinität.

Wenn wir dies nun auf unser Leben und unser Sein übertragen, geht es darum zu verstehen, dass nur, wenn wir Gewohnheiten, Gedanken und Gefühle loslassen, die Möglichkeit der Veränderung, der Erneuerung gegeben ist.

Im Yoga können wir das Loslassen ganz konkret üben. Besonders die Vorbeugen helfen, hingebungsvoll in unsere Welt einzutauchen. Sie ermöglichen uns eine Innenschau. Dadurch wird der Weg zu uns selbst und zu unseren Gefühlen freigelegt.

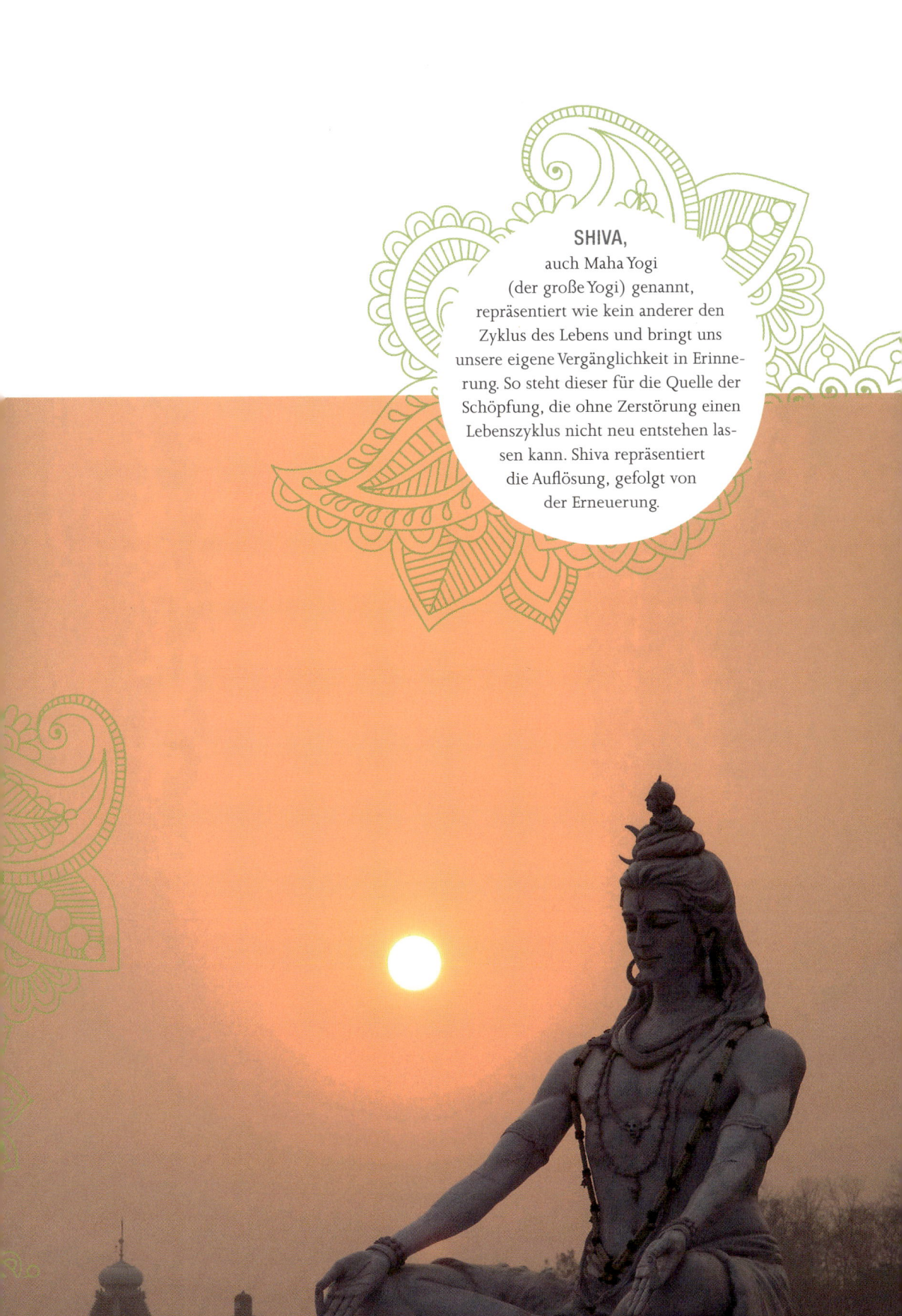

SHIVA,
auch Maha Yogi
(der große Yogi) genannt,
repräsentiert wie kein anderer den
Zyklus des Lebens und bringt uns
unsere eigene Vergänglichkeit in Erinnerung. So steht dieser für die Quelle der
Schöpfung, die ohne Zerstörung einen
Lebenszyklus nicht neu entstehen lassen kann. Shiva repräsentiert
die Auflösung, gefolgt von
der Erneuerung.

Balasana – Kindposition
HINGEBEN UND LOSLASSEN

Übungsanleitung

Die Kindposition bietet sich besonders an, wenn du den Rücken entlasten und ganz loslassen willst.

- Komme im hinteren Drittel auf deiner Yogamatte in den Fersensitz. Nimm einige bewusste Atemzüge, um hier in dieser Position bei dir anzukommen. Falls du Knieprobleme hast oder deine Fußrücken schmerzen, lege bitte eine Decke unter. Manche fühlen sich so entspannt in dieser Haltung, dass sie vrajasana, den Fersensitz, auch zur Meditation einnehmen.

- Richte deine Wirbelsäule mit der nächsten Einatmung aus dem unteren Rücken heraus auf. Achte darauf, dass du nicht ins Hohlkreuz kommst.

- Mit der nächsten Ausatmung neige deinen Oberkörper langsam nach vorne, bis deine Stirn am Boden aufliegt. Die Arme kommen entlang deiner Beine zum Liegen, Handflächen blicken nach oben.

- Mit jeder Ausatmung sinkst du tiefer in den Boden und lässt alles los – vor allem den Schulterbereich, unteren Rücken und Beine. Auch deine Gedanken kannst du nun loslassen. Hier ist nichts mehr zu tun, als dich ganz der Erde hinzugeben, mit Demut, Vertrauen und Dankbarkeit.

- Bei Knie- oder Fußristproblemen kannst du den Oberkörper auch auf ein großes Bolster oder Kissen ablegen.

- Hinweis: Beleibtere Yogis können gerne die Knie vorne leicht öffnen, die Fäuste wie einen kleinen Turm übereinander bringen und die Stirn auflegen.

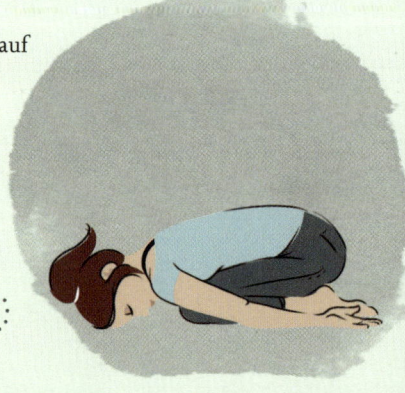

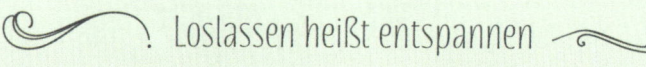 Loslassen heißt entspannen

Dandasana – Stocksitzhaltung
AUFRICHTIGKEIT IM JETZT

Übungsanleitung

Vorwärtsbeugen (siehe Seite 100) sind in ihrer Ausführung recht komplex, bitte lass dir Zeit beim Üben. Um gesund in die Vorwärtsbeuge gehen zu können ist es wichtig, immer erst die Wirbelsäule aufzurichten und im gesamten Oberkörper Länge zu schaffen. Das kannst du in dandasana gut üben.

- Sitze am Ende deiner Yogamatte, gerne am Rand einer mehrfach gefalteten Decke. Das hilft dabei, dass das Becken leicht nach vorne kippt, damit kannst du den Rücken entspannter aufrichten. Deine Beine sind gerade ausgestreckt und geschlossen. Bringe die Füße in die »Flex«-Position (siehe unten).

- Richte nun den Oberkörper aus dem unteren Rücken heraus auf. Das Brustbein zeigt leicht diagonal nach oben, dein Herz ist geöffnet. Liebe kann einströmen, Liebe kann ausströmen. Deine Hände liegen entspannt neben den Hüften.

- Bleibe für einige Atemzüge in dieser herausfordernden Haltung. Du wirst deine Oberschenkel, deinen Rücken und deine Hüften spüren. Achte darauf, dass du die Oberschenkelmuskeln nicht zu sehr anspannst, hier kann schnell eine Verkrampfung aufkommen.

- Mit der nächsten Ausatmung löse die Anspannung in den Beinen und im Oberkörper und lasse dich entspannt nach vorne hängen, die Füße fallen nach außen.

- Spüre eine Weile nach und wandere dabei mit der Aufmerksamkeit durch deinen Körper. Wo immer du noch auf Anspannung triffst, löse sie mit der Ausatmung.

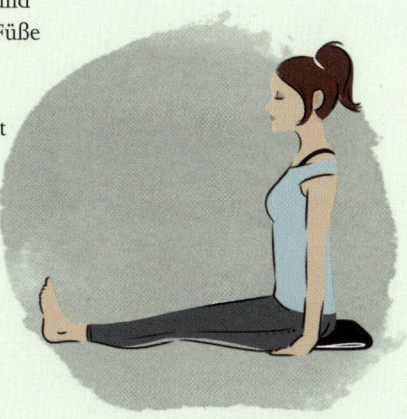

Schiebe in der Flex-Position die Fersen von dir weg, ziehe die Fußriste zu dir heran. Wichtig: Die Zehen bleiben entspannt.

Pashimottanasana – Sitzende Vorwärtsbeuge
MIT DER AUSATMUNG TIEFER EINTAUCHEN

Übungsanleitung

- Komme wieder in dandasana, die Stocksitzhaltung – aufgerichtet und wach (siehe Seite 99). Die Erdung spürst du über dein Gesäß, deine Beine und deine Fersen.

- Mit der nächsten Einatmung bringe deine Arme gestreckt über vorne nach oben, schaffe Länge in der Wirbelsäule. Die Muskeln des unteren Rückens helfen dir dabei (nicht die Schultern nach oben ziehen). Denke daran, dass dein Brustbein diagonal nach vorne und oben zeigt und somit dein Herzraum schön geöffnet ist.

- Mit der nächsten Ausatmung neige dich leicht nach vorne. Die Bewegung erfolgt aus dem unteren Rücken heraus und beschreibt eher eine Diagonale nach vorne oben als nach unten.

- Bleibe wenn möglich sechs bis zwölf Atemzüge in dieser anstrengenden Haltung. Fortgeschrittene können gerne mit Ujjayi-Atmung üben. Achte darauf, dass du dich nur so weit nach vorne neigst, wie dein Rücken gerade bleibt. Die Arme befinden sich in Verlängerung deines Oberkörpers.

- Mit der nächsten Ausatmung die Arme langsam absenken. Versuche nun, noch tiefer in die Vorwärtsbeuge zu gelangen. Dabei geht der Weg deines Oberkörpers erst nach vorne, noch nicht so sehr nach unten. Entsprechend ist der Rücken noch lang. Die Beine sind gestreckt, die Füße bleiben flex.

- Mit jeder Ausatmung sinkst du tiefer ein, langsam kann sich nun dein Rücken auch etwas runden. Praktiziere nicht mit Kraft und Druck, sondern lasse dich von deiner Ausatmung und der Schwerkraft unterstützen.

- Wenn du es vermagst, dann halte deine Beine und Füße weiterhin unter Spannung. Wenn nicht, beuge deine Beine ein wenig. Versuche aber die Länge des Oberkörpers zu halten. Deine Augen sind geschlossen.

- Je nachdem, wie du dich in der sitzenden Vorwärtsbeuge fühlst, wählst du, wie lange du diese halten möchtest. Gerne kannst du hier einige Minuten mit dir selbst verweilen.

- Bereite dich dann vor, langsam wieder zurückzukommen. Bringe deine Arme parallel zu deinen Beinen, mit der nächsten Einatmung und langem Oberkörper richtest du dich auf. Mit der Ausatmung die Arme absenken und die Hände hinter dir aufsetzen. Deinen Oberkörper kannst du nun durchhängen lassen. Entspannen. Augen schließen.

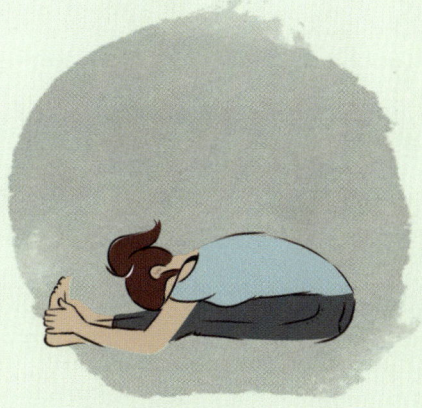

Nimm dir Zeit, dich zu vertiefen. Mit jeder Ausatmung lässt du mehr und mehr los. Alles ist gut – im Hier und Jetzt.

Von äußerer
ZU INNERER
Ruhe

Es ist kalt geworden über Nacht. Der Winter macht sich langsam bemerkbar, ein feiner Puderzucker hat sich über die Felder gelegt. Alles wird etwas ruhiger und beschaulicher. Nina nimmt die Umgebungsgeräusche leiser als sonst wahr und auch die Geschwindigkeit der vorbeiziehenden Autos scheint reduziert zu sein. Selbst Ashinka hat es nicht so eilig, ihrem morgendlichen Spurenlesen nachzugehen. Das Jahr neigt sich dem Ende zu und traditionellerweise wird sich Nina ein wenig zurückziehen, um es Revue passieren zu lassen. Glücklicherweise hat sie sich zwischendurch immer mal wieder für ein Wochenende Zeit nehmen können, um einige weiterführende Yoga-Workshops belegen zu können. Sie spürt, wie Yoga mehr und mehr in ihren Alltag einzieht und sie sich nicht mehr nur auf der Yogamatte als Yogi fühlt. Die philosophischen Ansätze, die ihre Yogalehrerin ab und zu in den Unterricht mit einfließen lässt, helfen ihr, sich besser zu verstehen und sich dadurch eher annehmen zu können. Manchmal hat sie das Gefühl, dass sie in diesem Jahr irgendwie weitergekommen ist und ihr das Leben nicht mehr so schwer erscheint. Am Abend möchte sie mit der Besinnung beginnen.

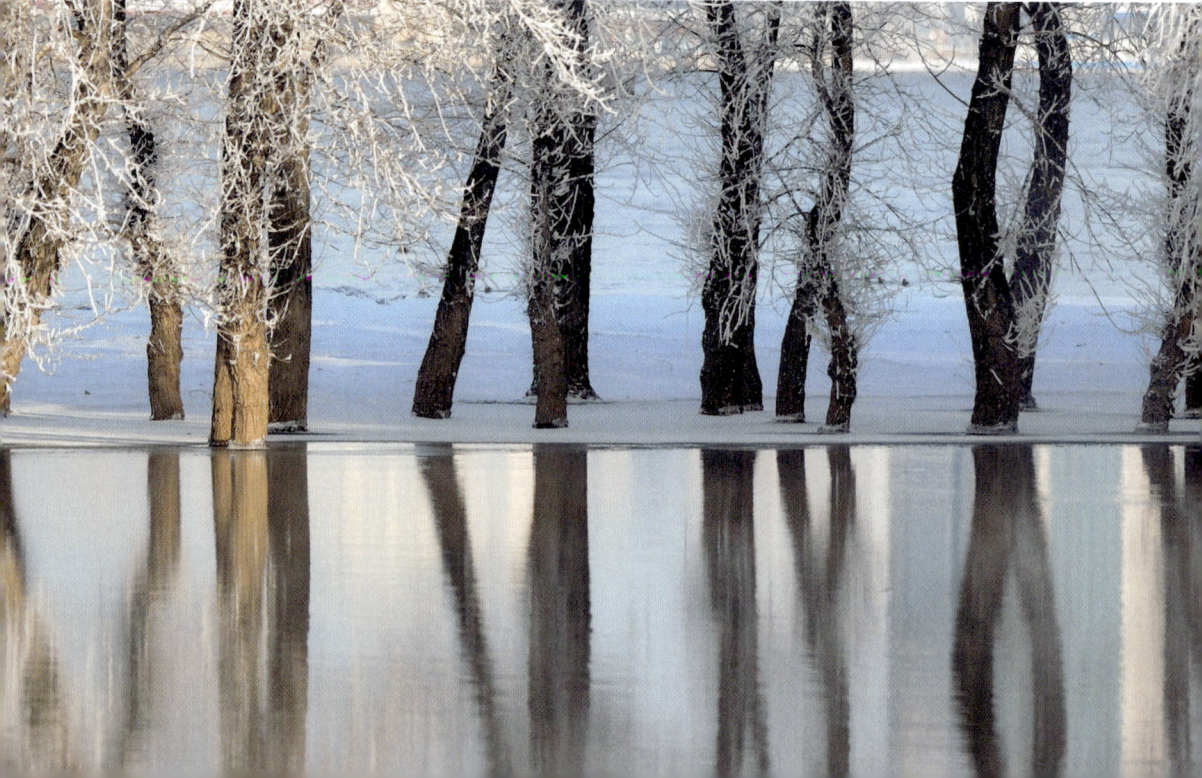

Besinnung beginnt mit Konzentration

Um sich konzentrieren zu können, müssen wir erst einmal verstehen, wie unser Geist arbeitet. Generell sollte sich der Geist möglichst nicht mit mehreren Dingen, Objekten oder Gedanken gleichzeitig beschäftigen. Das geschieht jedoch häufig, wir sind uns dessen aber eher selten bewusst, da unser Geist in einer unvorstellbaren Geschwindigkeit Objekte wahrnehmen, Situationen interpretieren oder Gedanken formulieren kann. Dies ist sozusagen der uns vertraute »Normalzustand«. Dabei war unser Geist nicht immer so. Erinnern wir uns zurück an unsere eigene Kindheit: Wir waren so vertieft in unser Spiel oder in unsere Fantasiewelt versunken, dass jegliche Ansprache oder Aufforderung von außen an uns abprallte. Entsprechend sind Kinder wunderbare Lehrmeister, da sie im Moment leben. Leider holen wir sie allzu oft aus ihrer Konzentration heraus, um sie auf dies oder jenes aufmerksam zu machen.

Ein weiterer Aspekt, der es uns schwer macht, den Fokus zu halten, ist die Arbeitsweise unserer Sinne, die sich sehr leicht ablenken lassen. Häufig lassen wir uns von unseren Sinneswahrnehmungen leiten, nicht selten werden wir von ihnen sogar fehlgeleitet. Einen stetig wandernden Geist können wir beispielsweise mit der folgenden Konzentrations- und Reinigungsübung beruhigen.

> **Tiefe Konzentration entsteht, wenn Fühlen und Denken auf ein Thema ausgerichtet zur Einheit verschmelzen.**

> »Wenn sich der Geist mit einem Objekt verbindet, entsteht die anhaltende Ausrichtung.«
>
> Yoga Sutra 3-1: Desa-bandhas cittaya dharana

Tratak – Augenreinigungsübung und Meditationstechnik
DER KONZENTRIERTE BLICK AUF EINE FLAMME

Übungsanleitung

Tratak gehört zu den Kriyas (Reinigungsübungen). Es wird in einigen Yogatraditionen unterrichtet und findet zudem im Ayurveda seine Anwendung. Die Übung fördert Konzentration und Aufmerksamkeit. Durch den festen Blick auf einen Fixpunkt soll die Einpünktigkeit oder das Einsgerichtetsein des Geistes erreicht werden.

- Richte deinen Raum, in dem du Tratak üben möchtest, so her, dass du genügend Ruhe und Wärme hast. Es wäre gut, vor dieser Meditation kurz durchzulüften.

- Finde einen Sitz für dich, in dem du bequem für zehn bis fünfzehn Minuten verweilen kannst, beispielsweise auf einem Stuhl, einem Meditationskissen, einer Meditationsbank oder einer Decke.

- Bereite eine Kerze vor, die etwa einen Meter vor dir auf Augenhöhe aufgestellt werden kann und eine ruhige, nicht flackernde Flamme abgibt. (Tipp: Meistens sind die ganz billigen Kerzen hierfür nicht geeignet.)

- Fenster und Türen sollten geschlossen sein, um einen Luftzug zu vermeiden. Der Raum sollte leicht abgedunkelt, wenn nicht sogar fast ganz dunkel sein. Es wäre irritierend, würde irgendwo ein Licht blinken, daher solltest du es möglichst verdecken.

- Nun zünde die Kerze an und richte dich in deinem Meditationssitz ein. Wer auf dem Boden sitzt, kann entweder im Schneidersitz, Lotussitz oder im Fersensitz verweilen.

- Nimm einige tiefe, lange, bewusste Atemzüge, blicke dabei noch nicht in die Flamme. Komme zur Ruhe und bereite dich so mental auf die Übung vor. Führe nun langsam den Blick auf die Kerze.

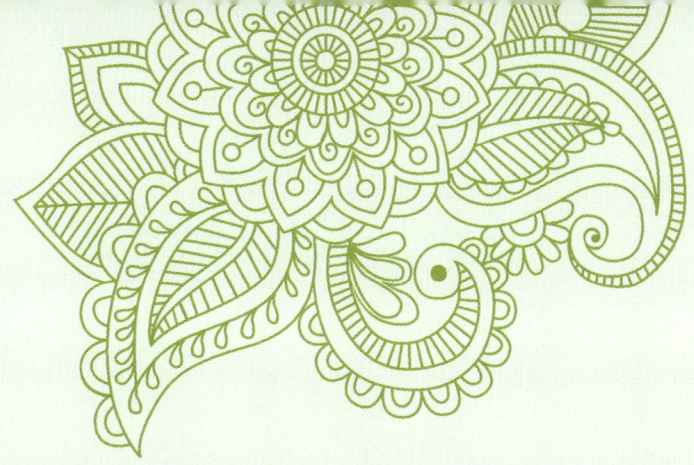

- Wichtig ist nun, dass du in den unteren Teil der Flamme blickst, ohne zu blinzeln. Diesen Fokus solltest du für ein bis zwei Minuten halten. Falls du blinzeln musst, ist dies auch kein Problem. Wir stehen ja erst am Anfang unserer Übung.

- Versuche, die Konzentration so gut wie möglich auf der Flamme zu halten. Es kann sein, dass sich Tränenflüssigkeit bildet. Dies ist wunderbar für die Augenreinigung.

- Nach etwa ein bis zwei Minuten schließt du die Augen und spürst nach. Es werden möglicherweise Bilder auftauchen. Vor deinem geistigen Auge können die Form der Kerze, Farbkreise oder auch spirituelle Wesenheiten erscheinen. Alle Bilder sind in Ordnung. Versuche nicht zu viel hineinzuinterpretieren, sondern sie einfach als das wahrzunehmen, was sie sind: visuelle Erscheinungen.

- Bleibe für mindestens zehn bis zwölf Minuten in der Stille und spüre nach. Dann öffne langsam die Augen und gib dir genügend Zeit, wieder zurückzukommen.

Durch das Fixieren des Kerns der Flamme wird Tränenflüssigkeit produziert. Dies dient der Augenreinigung und verbessert die Sehkraft. Zudem werden Konzentration und Aufmerksamkeit gestärkt.

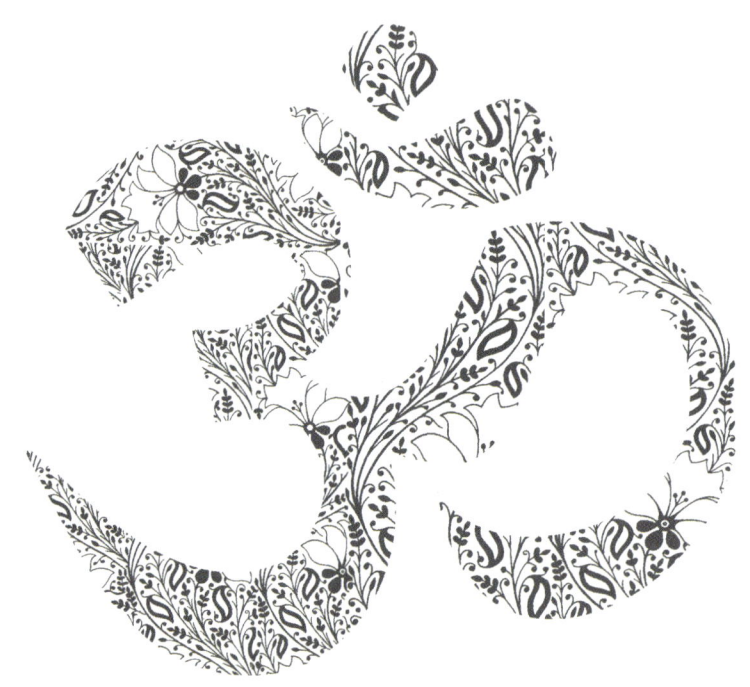

Der
URKLANG
der Schöpfung

OM taucht zum ersten Mal in den heiligen Schriften Indiens, den Upanishaden (700–200 v.Chr.), auf. Die Upanishaden sind eine Sammlung philosophischer Texte des Hinduismus. OM verkörpert den Urklang der Schöpfung.

In den vedischen Schriften wird das OM auch als A – U – M dargestellt. Aus den Buchstaben A – U – M ist das Sanskrit-Alphabet entstanden. Sanskrit, die altindische Sprache, wird als heilige, reine Sprache bezeichnet. Jeder ausgesprochene Buchstabe tritt an einem bestimmten Teil deines Körpers in Resonanz.

In vielen yogischen Traditionen wird oftmals zu Beginn oder am Ende einer Yogastunde das OM gechantet. (Chanten ist das Rezitieren von Mantren/heiligen Silben oder Versen.) Durch die entstehende Vibration wird eine schöne energetische Verbindung unter den Teilnehmern hergestellt.

Wenn du alleine chantest, wirst du eine tiefe Resonanz in dir selbst erfahren. Dies ist die Vereinigung mit der Göttlichkeit in dir.

OM als universeller Klang bringt durch das Tönen Körper, Geist und Seele in eine Einheit.

OM – Das heiligste aller Mantren
DER URKLANG BRINGT DICH ZU DIR

Übungsanleitung

- Lege die rechte Hand oberhalb des Bauchnabels auf den Oberbauch, hier wirst du das A wahrnehmen. Atme tief ein, mit der Ausatmung tönst du ein offenes, langes A.

- Als Nächstes bringe die linke Hand mit einem sanften Druck auf deine Brust – dies ist der Resonanzpunkt für das U. Atme tief ein und spitze leicht deine Lippen. Mit der Ausatmung chantest du ein langes U.

- Als Letztes bringe die rechte Hand auf den Scheitelpunkt in der Mitte deines Kopfes. Übe auch hier leichten Druck aus. Atme tief ein, mit der Ausatmung schließt du sanft deine Lippen und tönst ein langes M.

- Wiederhole diese Abfolge einige Male. Mit der Zeit kannst du vielleicht wahrnehmen, wie die Töne eine leichte Schwingung in deinem Körper erzeugen.

- Nun verbinde die drei Buchstaben A – U – M harmonisch miteinander. Du kannst die Positionierung deiner Hände dazunehmen oder dich ganz auf das Tönen konzentrieren. Atme tief ein, beginne wieder mit dem offenen A und gehe fließend über in das U. Das letzte Drittel deines Atems befüllst du während der Ausatmung mit einem tiefen M. Wenn du möchtest, wiederhole dies einige Male.

- Als letzten Schritt töne das OM. Vermeide Druck im Hals oder Kehlkopf, chante mehr aus dem Bauch heraus. Schließe die Augen, atme tief ein und mit der Ausatmung chante ein langes OM.

- Du kannst dies dreimal laut, dreimal leise und dreimal still (mental) wiederholen. Dann der Vibration mit geschlossenen Augen nachspüren. Genieße das Nachhallen des universellen Klangs in der nun eintretenden Stille.

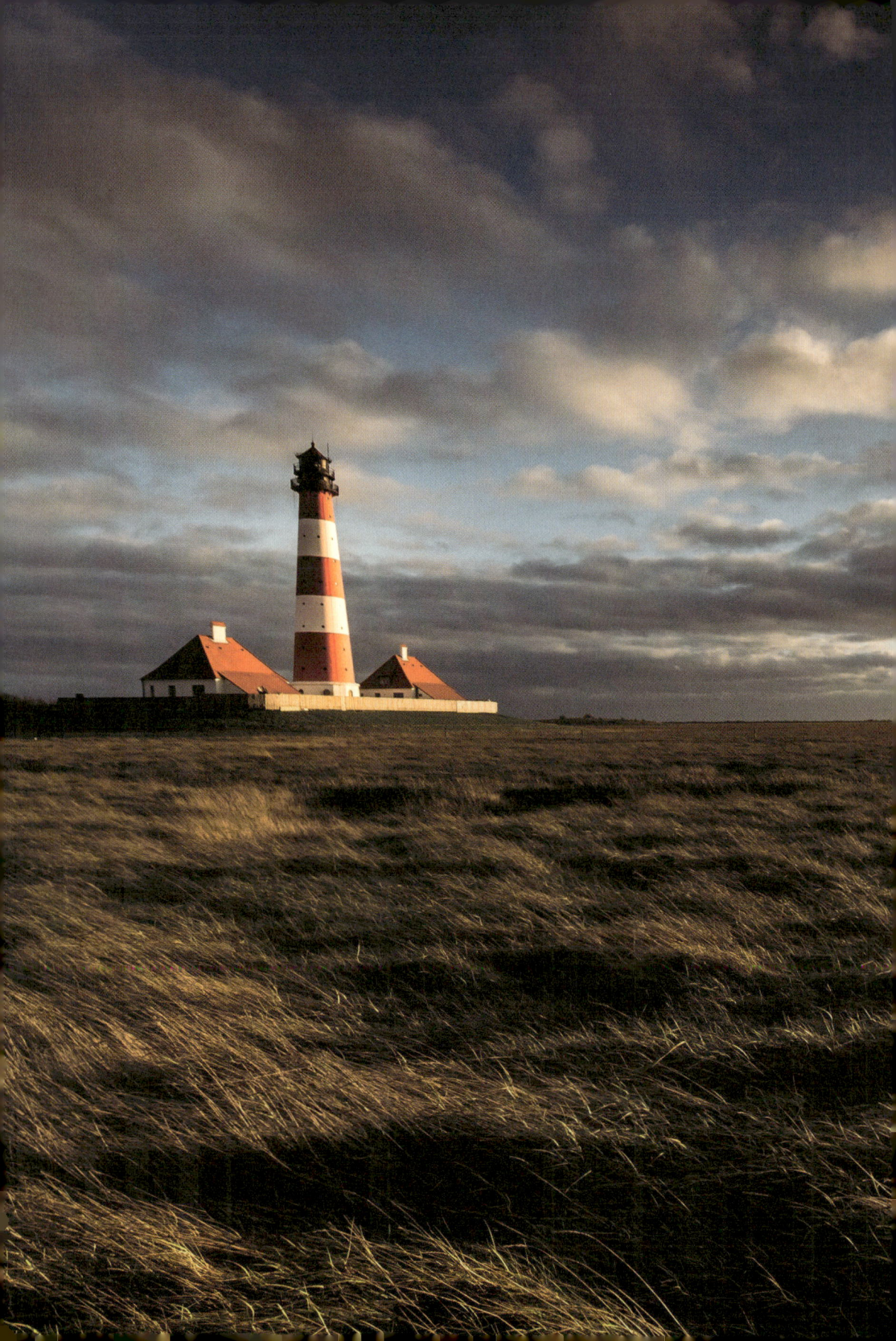

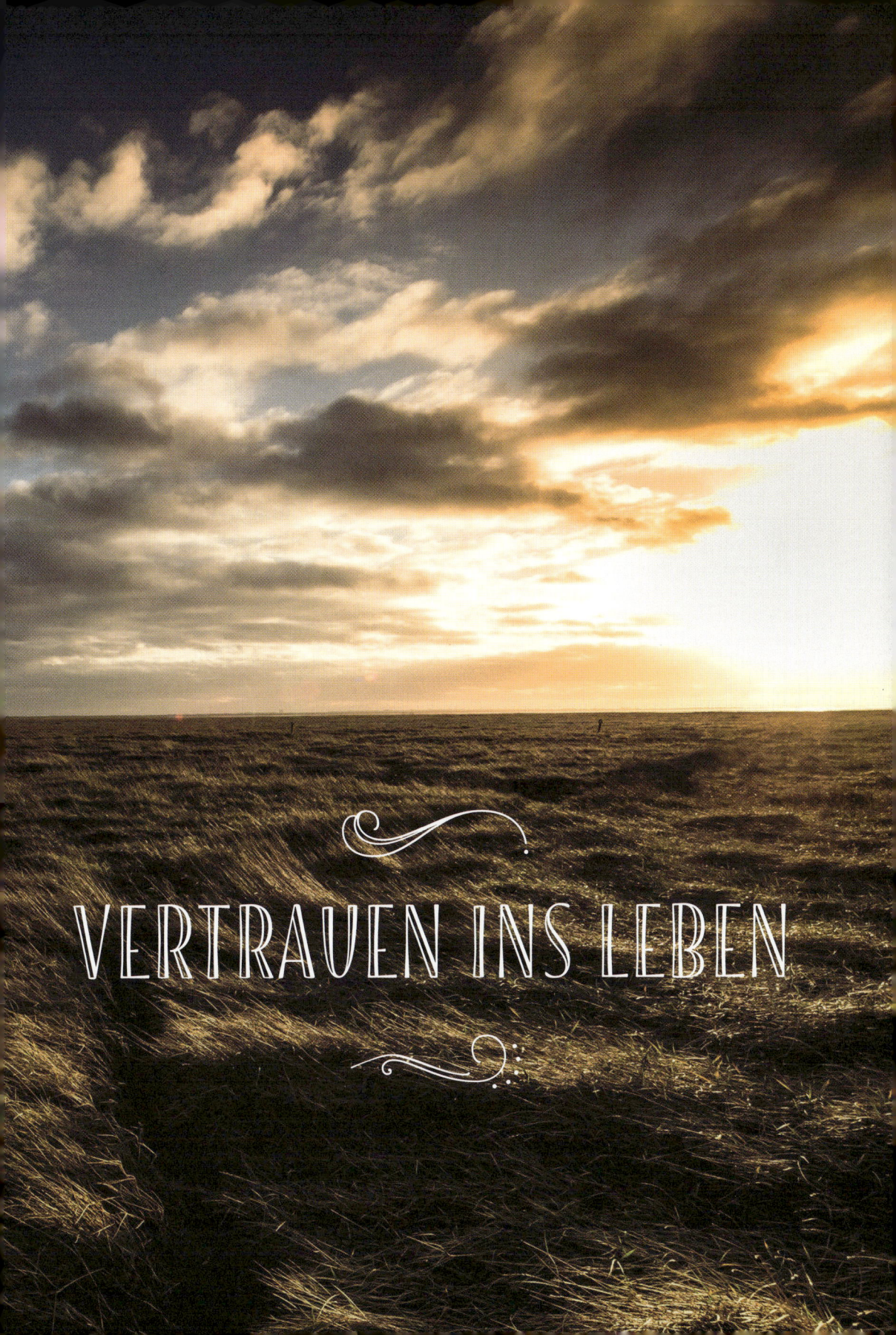

VERTRAUEN INS LEBEN

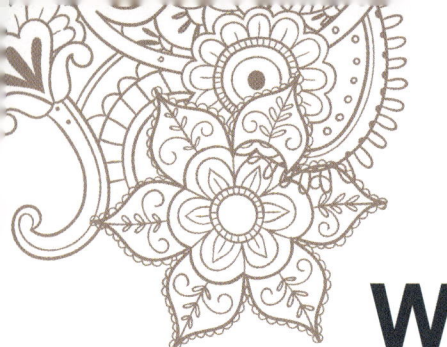

WEGWEISER
in die
Zuversicht

Vertrauen haben ins Leben. Darauf vertrauen, dass alles gut wird, auch wenn die Zeiten schwierig sind: Das wünscht sich wohl jeder. Vielleicht stellst du dir vor, dass uns – zwei seit vielen Jahren praktizierende Lehrerinnen in Achtsamkeit bzw. Yoga – überhaupt nichts mehr erschüttern kann. Nun, ganz so ist es nicht, doch wir wissen mittlerweile, wie wir auf gute Weise mit Schwierigkeiten umgehen können.
In diesem Kapitel wollen wir dir Anregungen geben, wie sich das Vertrauen ins Leben stärken lässt.

Zwar haben wir kein Rezept, mit dem sich Vertrauen einfach so herstellen ließe. Denn Vertrauen gibt es nicht auf Knopfdruck und jeder und jede von uns muss den eigenen Weg finden hin zu dem Erleben, dass es etwas gibt, was ihn oder sie trägt.
Auch wir beide kennen die Erfahrung, dass dieses Vertrauen manchmal ins Wanken gerät, dass wir zweifeln und die dunklen Wolken übermächtig erscheinen. Doch so, wie ein guter Gärtner Mittel kennt, um die Erde vorzubereiten, damit seine Blumen gut gedeihen, so gibt es Möglichkeiten, den Boden zu bereiten, auf dem Vertrauen wachsen kann. Ein paar davon möchten wir mit dir teilen.

Lass uns mit einer kleinen Geschichte beginnen.

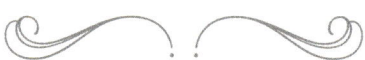

Vom Mann, der nicht loslassen wollte

Es war einmal ein Mann, der sich in den Bergen verirrt hatte und den Heimweg nicht mehr fand. Der schmale Pfad vor ihm war steinig, und als die Dämmerung einsetzte, begann er sich zu sorgen, er könne im unwegsamen Gelände verunglücken. Die Nacht kam, und damit wuchs seine Angst. Unsicher setzte er einen Fuß vor den anderen, doch obwohl er so Acht gab, geriet er an einem Abgrund ins Stolpern und rutschte den steilen Hang hinunter. Noch im Fallen konnte er sich mit letzter Kraft an eine überstehende Wurzel klammern.
Es war stockdunkel, eiskalt und seine Hände wurden steif vor Kälte. Wie lang würde er noch aushalten können? Wer würde kommen, ihn zu retten? Irgendjemand musste ihm helfen! Er hatte schon viele Jahre nicht mehr gebetet, doch nun rief er Gott um Hilfe an und um sicherzugehen auch gleich all die Götter anderer Leute, an die er sich erinnern konnte. Er betete alle heiligen Worte, die ihm einfielen, und versprach alles, was er nur konnte, wenn er nur gerettet werden würde. Doch es geschah nichts weiter, als dass seine Hände immer kälter und steifer wurden und ihm die Wurzel langsam, aber sicher entglitt.
Tränen der Angst und Ohnmacht rannen ihm über das Gesicht, als er sich von der Welt verabschiedete. »Wie tief wird der Abgrund sein, in den ich stürze? Mein Körper wird am Boden zerschmettern und niemand wird wissen, wo

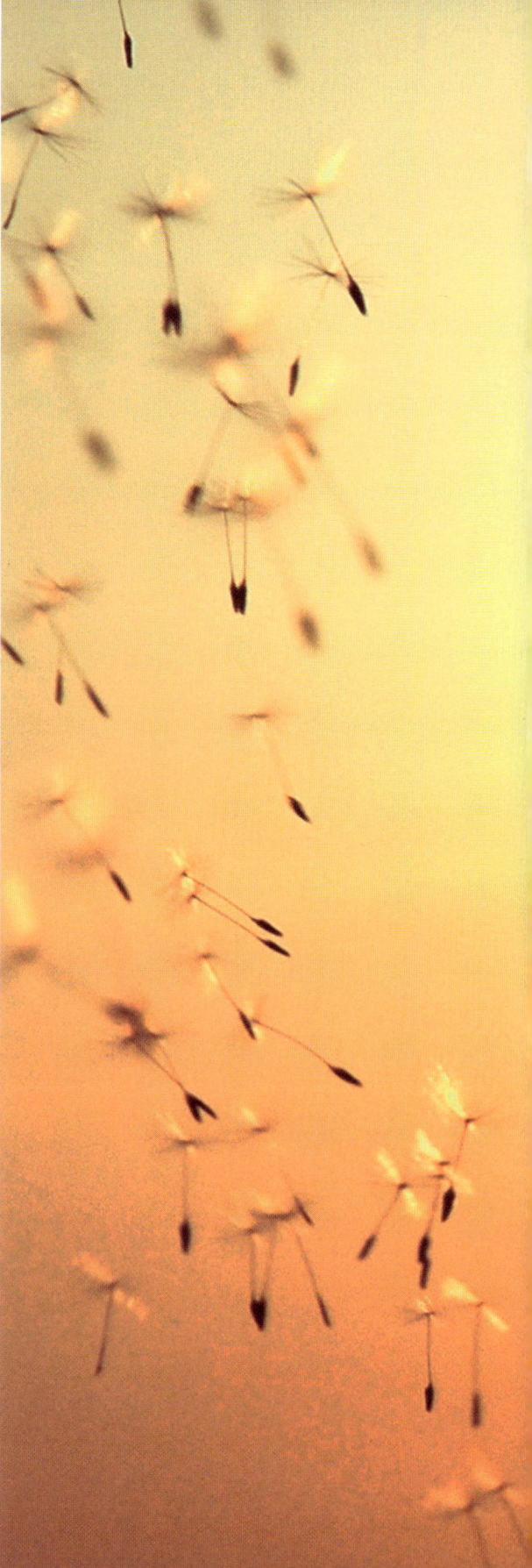

ich zerschunden liege.« In der Vergangenheit hatte er sich oft bitter über sein Leben beschwert, doch nun war es ihm ein grausiger Schrecken, es zu verlieren. Er stellte sich vor, wie er fallen und fallen und schließlich unter entsetzlichen Schmerzen sterben würde. Sein Leid war unendlich. Verzweifelt klammerte er sich an die Wurzel, solange er konnte. Aber schließlich war der Moment gekommen, wo er keine Kraft mehr hatte, und er musste loslassen.

Sein Mund öffnete sich zu einem lauten Schrei – doch sein Sturz, den er sich die ganze Nacht so schrecklich ausgemalt hatte, endete zu seiner großen Überraschung schon nach wenigen Zentimetern. Mit wackligen Beinen stand er auf der festen Erde!

Der Mann hatte die ganze Nacht gekämpft und gelitten und war dabei doch an der Wurzel kurz über dem Boden gehangen.

»Mangelndes Vertrauen ist nicht das Ergebnis von Schwierigkeiten. Schwierigkeiten haben ihren Ursprung in mangelndem Vertrauen.«

Seneca

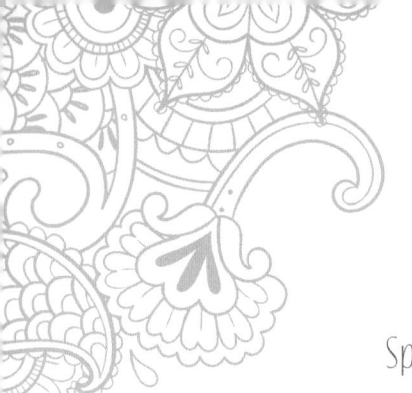

Spring und das Netz wird erscheinen.

Der Mann in der Geschichte klammert sich an die Wurzel, so wie wir uns oft an vermeintlichen Sicherheiten festhalten. Hätte ihn die Kraft in den Händen nicht verlassen, so würde er wohl noch immer dort hängen, ohne zu merken, dass gerade dieses Festhalten es ihm unmöglich macht, wieder Boden unter den Füßen zu spüren. Wenn wir uns irgendwo festklammern aus Angst vor Veränderung, dann verhindert oft genau dieses Festhalten die Erfahrung, dass das Leben uns auch durch Schwierigkeiten hindurchträgt.

Hast du nicht auch schon häufiger erlebt, dass du dir furchtbare Sorgen über etwas gemacht hast, was sich dann als völlig unproblematisch herausstellte? Oder dass du es doch zumindest bewältigen konntest?

Es ist verständlich, dass wir Angst vor dem Loslassen haben – so wie es verständlich ist, dass der Mann Angst hat, der sich über einem Abgrund glaubt. Das ist ja das Problem: dass er das, was er *glaubt*, für die Realität hält. Dass er sich sicher ist, seine Vorstellung wäre die Wirklichkeit. Er ist so davon überzeugt, dass das Loslassen eine Katastrophe sein wird und dass der sichere Tod auf ihn wartet, dass er Stunde um Stunde in wachsender Verzweiflung verharrt.

Manche Menschen scheinen ihr Leben lang an einer solchen Wurzel zu hängen, ohne die Erfahrung zu machen, dass

gute Lösungen sich einstellen können, wenn sie den nächsten Schritt wagen.

Natürlich ist der sichere Boden nicht in jedem Fall so nah wie in der Geschichte. Natürlich tragen wir auch manchmal Schrammen davon, wenn wir etwas riskieren. Doch so ist es mit dem Vertrauen: Den Schritt zu wagen kann dir niemand abnehmen. Wenn du vertrauen willst, musst du anfangen zu vertrauen. Du musst loslassen und dem Leben einen Vertrauensvorschuss geben.

Vertrauen braucht eine Art Vorleistung von uns. In den Fällen, wo du dir sicher bist, dass alles problemlos funktionieren wird, brauchst du kein Vertrauen. Wenn du weißt, der Boden ist nur zehn Zentimeter weg, ist es keine große Sache, die Wurzel loszulassen. Anders sieht es aus, wenn du nicht sicher bist, wie tief es nach unten geht. Dann heißt es einmal durchatmen und eine Entscheidung treffen – festhalten oder loslassen?

Oder denke an zwei Konfliktparteien, die schon ewig im Streit miteinander liegen. Solange beide Seiten in Misstrauen verharren, kann es nicht zu einer Annäherung kommen. Einer muss den Anfang machen und dem anderen einen Vertrauensvorschuss geben.

Schau auf dein eigenes Leben. Könntest du öfter mal annehmen, dass das Leben es grundsätzlich gut mit dir meint? Dass der Boden trägt?

Du könntest anfangen. Du könntest einen ersten Schritt tun.

> »Bekannt ist, dass die meisten Dinge, vor denen wir uns fürchten, nicht so eintreten, wie wir sie befürchtet haben. Nicht bekannt ist, warum wir so selten eine erfreuliche Schlussfolgerung daraus ziehen.«
>
> Uwe Böschemeyer

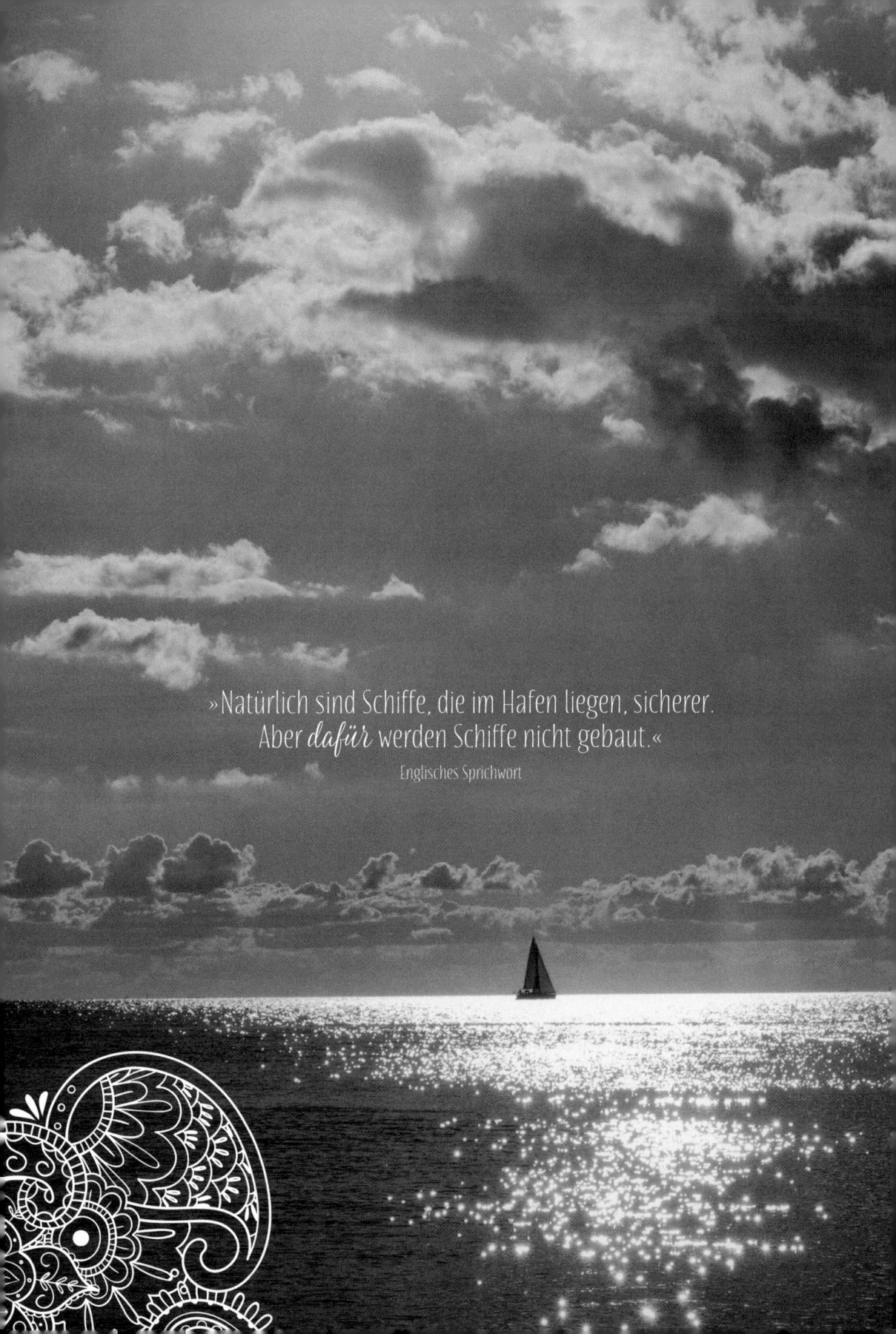

»Natürlich sind Schiffe, die im Hafen liegen, sicherer.
Aber *dafür* werden Schiffe nicht gebaut.«

Englisches Sprichwort

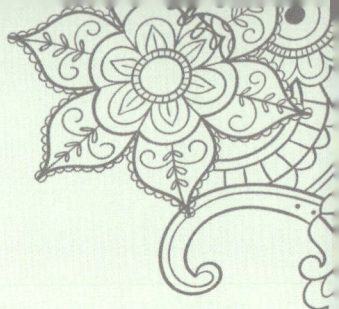

Gehmeditation mit geschlossenen Augen
VERTRAUE DEINEM NÄCHSTEN SCHRITT

Übungsanleitung

Bei dieser Übung kannst du ganz praktisch damit experimentieren, wie es sich anfühlt, kleine Schritte hin zu mehr Vertrauen zu machen. Am besten ist es, wenn du sie auf einer Wiese ausprobieren kannst. Suche dir eine Stelle, die einigermaßen eben ist und wo sich kein Fluss, keine Straße oder ein sonstiges Hindernis in der Nähe befindet. Falls du nicht draußen üben kannst, räume dir in deiner Wohnung ein paar Meter frei.

- Mache dich erst einmal mit deiner Umgebung vertraut. Blicke dich um, nimm alles wahr und bereite dich allmählich mental vor, die Gehmeditation auszuführen.

- Ziehe wenn möglich Schuhe und Strümpfe aus und setze deine Füße ganz achtsam auf das weiche Gras. Vielleicht nimmst du einen feinen Temperaturunterschied wahr, wenn deine Fußsohlen den Boden berühren. Womöglich spürst du auch ein wenig Feuchtigkeit. Nimm einige tiefe, bewusste, langsame Atemzüge.

- Nun schließe die Augen und lasse dich ein auf die Fülle der Natur. Deine Sinne werden dich dabei unterstützen. Was kannst du hören oder riechen? Spüre das Fundament unter dir, die Erde, die dich trägt.

- Wenn du stabil stehst, bereite dich mit geschlossenen Augen vor, den nächsten Schritt zu tun. Ganz langsam und ganz bewusst.

- Verlagere das Gewicht auf das linke Bein und hebe den rechten Fuß ein wenig vom Boden. Nun mache einen kleinen Schritt vorwärts. Setze langsam die Ferse auf und indem du deinen Oberkörper leicht nach vorne neigst, verschiebt sich das ganze Gewicht auf den rechten Fuß.

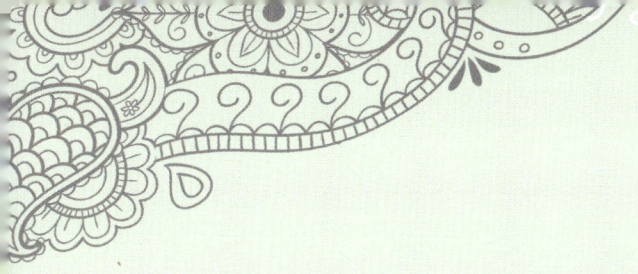

- Nun hebe das linke Bein und setze den Fuß wiederum zuerst achtsam mit der Ferse auf, danach rollst du den ganzen Fuß ab.

- Wenn du magst, halte einen Moment inne. Und spüre nach. Es kann sein, dass du dich bei einem Schritt unsicher fühlst oder dass du zu schwanken beginnst. Dann kann es vorkommen, dass du zögerst, den Fuß mit geschlossenen Augen anzuheben. Vielleicht verlässt dich gerade der Mut. Dies ist kein Problem. Versuche, alles nur wahrzunehmen und nicht darüber zu urteilen. Vielleicht erlebst du Ungeduld oder gar Wut.
Beobachten, annehmen, nicht im Gedanken verweilen, loslassen.

- Versuche einige Schritte mit geschlossenen Augen zu vollziehen. Halte inne und spüre zwischendurch immer wieder nach. Vielleicht möchtest du noch einige Schritte gehen, vielleicht möchtest du auch stehen bleiben. Gib dir Zeit, deine Gefühle und deine Gedanken zu beobachten.

- Nach einer Weile öffne die Augen und nimm langsam wieder deine Umgebung wahr. Auch jetzt solltest du ein Bewerten deiner Erlebnisse vermeiden. Erinnere dich an »Aha« und »HALLO« aus dem ersten Kapitel und lasse einfach alles geschehen.

> **Es ist nicht wichtig, bei der Gehmeditation eine große Distanz zurückzulegen, sondern jeden Schritt bewusst auszuführen.**

»Gehe, als wolltest du die Erde mit deinen Füßen küssen.«
Thich Nhat Hanh

Dich von der
NATUR
beschenken lassen

Wenn wir uns unserer Sinne bewusst werden – unserer Fähigkeit zu sehen, zu hören, zu riechen, zu schmecken –, erleben wir die Welt als neuen, wunderbaren Ort. Die Natur kann uns dann Kraft, Zuversicht und Stabilität schenken.

KARINS GESCHICHTE:

Großvaters Herzensgeschenke

Als ich ein kleines Mädchen war, war mein Großvater für mich einer meiner wichtigsten Lehrer. Mit seinem weißen Bart wirkte er ein bisschen wie der Nikolaus und so war er auch irgendwie, denn er hatte immer Geschenke für mich. Nicht die üblichen Geschenke, sondern Herzensgeschenke. Geschenke, die mir Antworten auf meine vielen Fragen als Kind gaben, sodass ich das Gefühl hatte, immer reicher und reicher zu werden. Reich an Liebe, Zuwendung und Lebensweisheit. An einen Tag erinnere ich mich besonders gut. Mein Großvater wollte mir im Wald etwas zeigen.

Wir bahnten uns den Weg durch das dichte Gebüsch und dann lag er direkt vor uns: dieser unglaublich schöne, friedvolle natürliche Moorsee. Wir fanden eine kleine Fläche mit trockenem Gras, auf der wir uns niederließen.

Wir saßen einfach nur da und genossen die Stille. Worte waren nicht vonnöten. Die Ruhe, die von meinem Großvater ausging, hatte eine beruhigende Wirkung auf mich. Großvater sagte immer: »Bevor du nicht ruhig bist, möchte ich nicht mit dem Lehren beginnen.« Eine tiefe Zufriedenheit machte sich breit. Ich brauchte nichts, ich vermisste nichts, ich war einfach nur da. Schließlich hörte ich die sanfte, tiefe Stimme meines Großvaters: »Was siehst du?« »Den See«, platzte es aus mir heraus. Noch einmal fragte er: »Was siehst du?« Ich überlegte ein wenig. »Den See, Wasser, den Wald.« Mein Großvater schwieg. Und dann wurde ich wach und mir wurde bewusst, was ich sah. Ich sah die Seerosen mit ihren unterschiedlichen Farbschattierungen, das Schilfgras, das Moos, Birken, Tannen, Blätter, Äste. Dunkles Wasser und Wasser am Ufer, durch das ich bis auf den Grund hindurchschauen konnte. Und ich hörte gar nicht mehr auf zu sehen und wahrzunehmen und mich zu erfreuen an der Mannigfaltigkeit der Natur. So viele Farben, so viele Formen, so viele Eindrücke.

Nach einer Weile merkte ich, dass Großvater die Augen geschlossen hatte. Hörte er mir nicht mehr zu? Nein, ich wusste, er war voll und ganz bei mir und leitete den nächsten Schritt ein. Ich wartete. »Was hörst du?« Ich: »Nichts.« Stille. »Was hörst

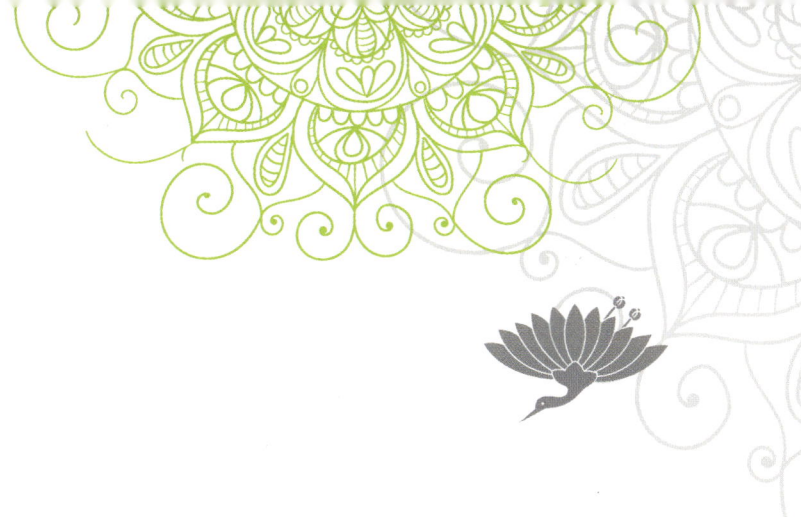

du?« Und ich lauschte und ich hörte und ich nahm langsam immer mehr Geräusche wahr. Es waren nun so viele, dass ich gar nicht wusste, wo ich anfangen sollte. Das Wasser, das sich sanft gegen das Ufer drückte. Ein Wassertropfen, nein, es war eine Libelle, die kurz ins Wasser eintauchte und dieses Geräusch verursachte. Bienen summten. Ich hörte den Wald. Das Knacken der Äste, einen Specht in der Ferne und wundervolles Vogelgezwitscher. Oh, jetzt war es wieder verklungen. Moment – da begann ein kleiner Spatz zu singen und da antwortete ein anderer und schon stimmten andere Vögel mit ein. Ich hörte das Gras im leichten Wind sich sanft bewegen. Oder war es der Wind, den ich hörte, oder gar das Zusammenspiel von beidem? Unerschöpflich schien die Fülle der Geräusche zu sein, die ich wahrnehmen konnte, sobald ich aufmerksam wurde. Ich legte mich langsam zurück in das weiche Gras. Genoss die Wärme unter mir und die Sonne, die mir direkt ins Gesicht schien. Es war Frühsommer und somit noch nicht zu heiß. Gerade richtig. Und ich merkte, wie ich wegdöste, in einen wohltuenden Schlaf. Ich ließ es zu und ließ mich fallen. Der Schrei einer Krähe brachte mich zurück. Ich blickte zu meinem Großvater hoch, der mich voller Liebe ansah und mich fragte: »Was riechst du?«

Gut, die Lehren waren noch nicht beendet. Ich schloss meine Augen wieder, um besser riechen zu können. Und ich roch das Wasser, für das ich gar keine Worte fand, brackig vielleicht, aber auch voll von feuchtem, reichem Leben. Das Moos, so frisch und kräftig. Blumen, Gräser, Harz, Holz und den süßlichen Tabakgeruch, der von meinem Großvater ausging.

Plötzlich kitzelte etwas unter meiner Nase. Mein Großvater hielt mir einen Klee vor den Mund und deutete mir an, diesen zu essen. »Was schmeckst du?« Ich probierte lauter unterschiedliche Gräser und Pflanzen, die mein Großvater für mich aussuchte, nahm die feinen Geschmacksnuancen bewusst wahr.

Zum Schluss zog er ein kleines Stück Schokolade aus seiner Jackentasche. Ich lag in seinem Arm, ließ die Schokolade auf meiner Zunge schmelzen und wusste, dass die Unterweisung für diesmal beendet war.

Hast du einen Ort, der dir Kraft vermittelt, wo du dich sicher und geborgen fühlst oder an dem du die Schönheit der Natur besonders deutlich wahrnehmen kannst?
Wäre es nicht an der Zeit, ihn wieder einmal aufzusuchen, vielleicht allein und mit viel Muße zum Lauschen, Spüren, Auftanken?

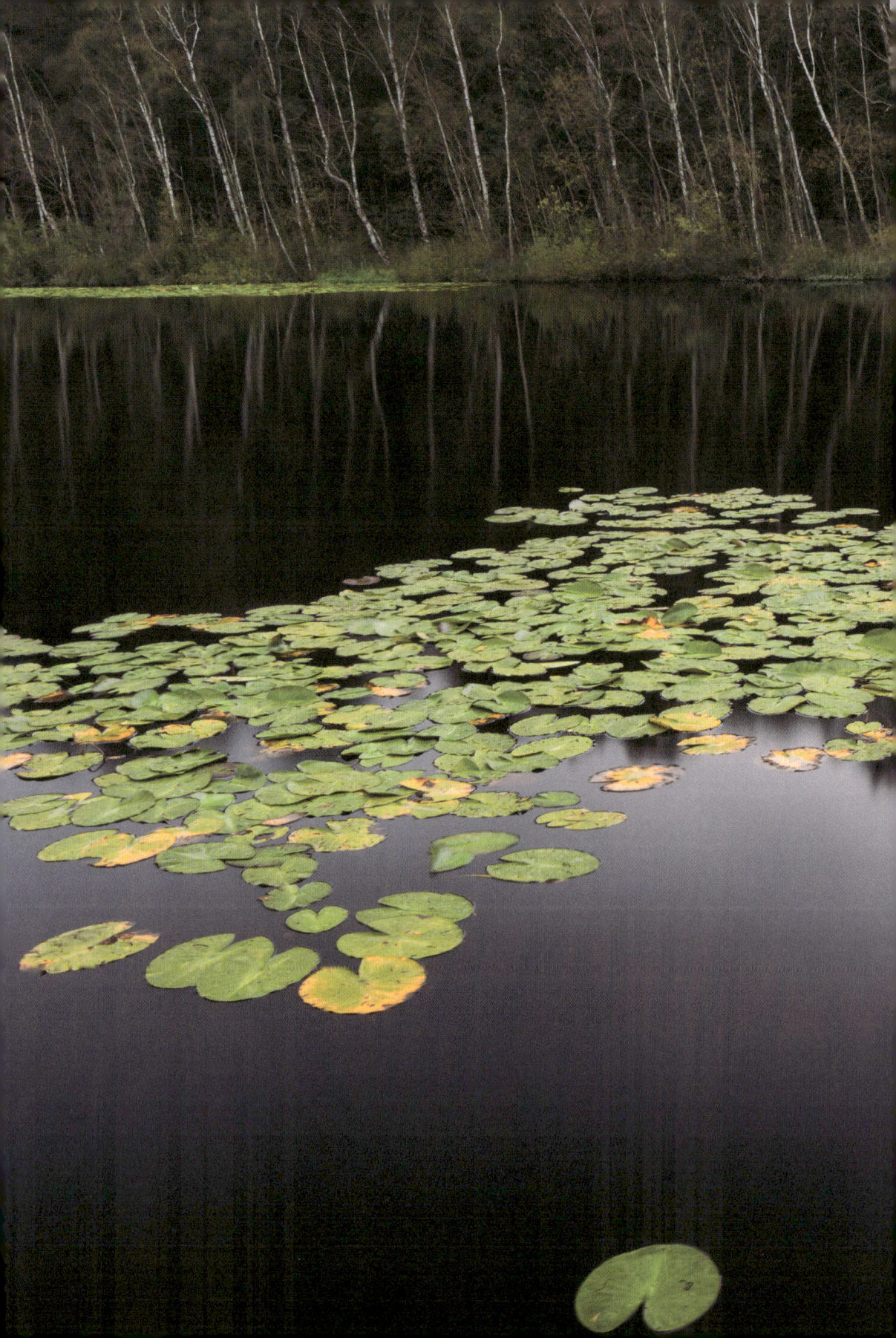

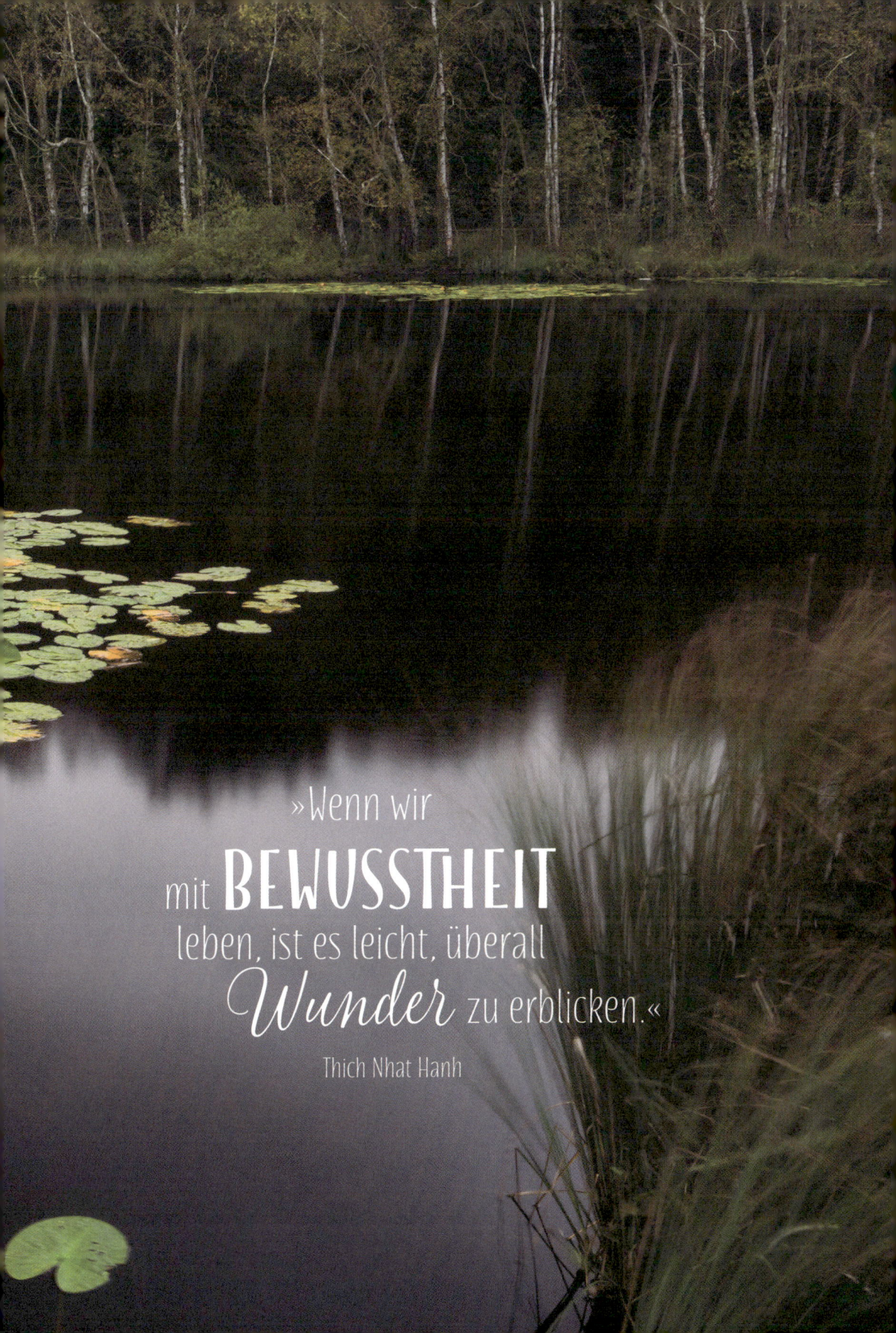

»Wenn wir mit **BEWUSSTHEIT** leben, ist es leicht, überall *Wunder* zu erblicken.«

Thich Nhat Hanh

Fantasiereise zur Tiefenentspannung
ALLES LOSLASSEN

Übungsanleitung

Fantasiereisen sind Visualisierungsübungen. Durch die Anleitung wirst du in unterschiedliche Wahrnehmungsebenen geführt, von außen nach innen. Es wäre schön, könnte dir diesen Text jemand ganz langsam vorlesen, dem du vertraust und der eine schöne, ruhige Erzählstimme hat. Oder du sprichst die Anleitung selbst auf ein Diktiergerät oder dein Smartphone. Falls das nicht möglich ist, lies die folgenden Punkte durch und durchlaufe die innere Reise danach so gut es gerade möglich ist in deiner inneren Welt.

- Finde dich in einem Raum ein, der gut gelüftet ist und in dem du dich wohlfühlst. Lege eine Matte auf den Boden und gerne eine Decke darauf, damit dir warm genug ist. Eine weitere nimmst du zum Zudecken.

- Nun lege dich mit einer langen Ausatmung auf den Rücken. Die Beine sind ausgestreckt, deine Füße fallen entspannt nach außen. Das Kinn ist leicht in Richtung Brustbein gezogen, die Arme liegen neben dir. Wenn du möchtest und es bequem für dich ist, drehe die Handflächen nach oben. Im Yoga nennt man diese Haltung savasana (die Totenstellung).

- Nimm einige tiefe, bewusste Atemzüge und spüre die Kontaktpunkte deines Körpers mit dem Boden. Mit jeder Ausatmung lässt du dich tiefer und tiefer in den Boden sinken.

- Stelle dir vor, du befindest dich in einem Holzboot auf einem stillen Moorsee. Du liegst ganz entspannt auf den warmen Holzplanken und nimmst langsam deinen Körper wahr. Du spürst deine Fersen, wie sie den Holzboden berühren. Deine Füße sind entspannt. Sollte noch Anspannung fühlbar sein, dann hilft dir jeweils die Ausatmung, sie

loszulassen. (Pause) Nun wandert deine Aufmerksamkeit langsam deine Beine nach oben. Füße und Beine sind entspannt. (Pause) Weiter zu deinen Hüften (Pause), dem unteren Rücken (Pause), dem oberen Rücken. (Pause) Alles ist entspannt. Spüre deine Finger und deine Arme bis hoch zu den Schultern. (Pause) Beine, Oberkörper und Arme sind entspannt. (Pause) Nimm deinen Nacken und Kopf wahr. (Pause) Du fühlst deinen ganzen Körper auf den warmen Holzbrettern des Bootes. Alles ist entspannt – entspannt.

- Nun nimm dich und das Boot wahr. Du spürst, wie das Boot ganz sanft hin und her schaukelt. Die wärmende Sonne gibt dir ein wohliges Gefühl. Ein zarter Wind streichelt über deine Haut. In der Ferne hörst du einen Vogel zwitschern. Die Wellen plätschern sanft an die Außenwand des Bootes. Und du lässt dich immer mehr ein, auf dein Hiersein und auf die Schönheit der Natur.

- Du fühlst dich getragen von dem Boot. Lässt alles los. Du bist getragen vom Leben. Hier musst du nichts mehr tun. Kannst vollkommen sein.

- Verweile an diesem wunderschönen Ort, so lange du möchtest. Nimm immer wieder das sanfte Schaukeln wahr. Wie es dich trägt. Beinahe hast du das Gefühl, dass du schwebst. So leicht, so ruhig, so zufrieden. Alles ist gut. Jetzt.

- Wann immer du soweit bist, kommst du langsam wieder zurück und nimmst dich und deinen Körper wahr. Wecke dich ganz langsam auf, indem dein Atem etwas tiefer wird. Vielleicht möchtest du deine Zehen und Finger bewegen, dich strecken oder gähnen. Gleich bist du wieder ganz da, doch die Stille bleibt in dir.

Mach dir keine Gedanken, falls du bei einer Fantasiereise wenig innere Bilder »sehen« kannst. Die Übung wirkt dennoch.

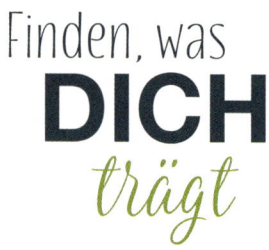

Finden, was
DICH
trägt

Vertrauen ist nichts, was sich verordnen oder herbeizwingen lässt. Und doch kannst du dir bewusst Gelegenheiten schaffen, in denen es wahrscheinlich ist, dass du Momente von Vertrauen erleben wirst, und seien sie zu Beginn auch nur kurz.

Es gibt viele Wege, Vertrauen zu stärken, von ganz alltagspraktischen über heilende und therapeutische bis hin zu spirituellen. Manche davon können wir gut allein gehen, für manche brauchen wir die Unterstützung anderer Menschen. Was immer hilft, ist die Erfahrung, loslassen zu können und getragen oder gehalten zu sein. Hier kommen ein paar Alltagsideen.

Dich tragen lassen

Die Erde trägt dich in jedem Moment deines Lebens. Wir nehmen das meist selbstverständlich, doch wenn du es dich wirklich bewusst spüren lässt, kann diese Erfahrung Sicherheit und Vertrauen fördern. Du hast schon im Yoga-Kapitel die Stehhaltungen kennengelernt, die dir Stabilität und Sicherheit verleihen können. Doch in herausfordernden Situationen, wenn du dir Unterstüt-

zung wünschst oder einfach loslassen willst, was dich gerade belastet, kannst du auch ganz einfach wahrnehmen, dass der Stuhl, auf dem du sitzt, dich trägt. Er trägt dich, ganz konkret, in diesem Moment. Spüre, dass du Gewicht abgeben kannst, während du sitzt oder wenn du im Bett liegst. Schließe einen Moment die Augen und erlaube dir, dich der Unterlage wirklich anzuvertrauen. Wiederhole dabei innerlich die Worte »Loslassen« oder »Getragen sein«.

Die Natur spüren

Gerade in schwierigen Momenten ist der Kontakt mit der Natur besonders heilsam. Lege dich in eine Sommerwiese, nah an Mutter Erde, die unerschütterlich, fest und stabil ist und aus der du Kraft schöpfen kannst. Gehe barfuß, vielleicht am Strand, und spüre dabei Sand zwischen den Zehen, der schon seit Jahrtausenden da ist. Lehne dich an einen großen, alten, sonnengewärmten Felsbrocken: Wie viel hat er wohl schon gesehen über all die Jahrzehnte oder sogar Jahrhunderte, die er hier liegt? Wie viel von den Sorgen der Menschen, die in seiner Nähe lebten, hat sich im Laufe der Zeit relativiert?

Einige von uns hatten das Glück, in einer sehr stabilen, liebevollen Umgebung aufzuwachsen, in der dauerhaft das Urvertrauen entstehen konnte, angenommen, gewollt und aufgehoben zu sein.

Doch auch, wenn dieses grundlegende Vertrauen weniger tief in uns verwurzelt ist, können wir zu jeder Zeit etwas dafür tun, Vertrauen in uns selbst, in andere Menschen und in das Leben zu stärken.

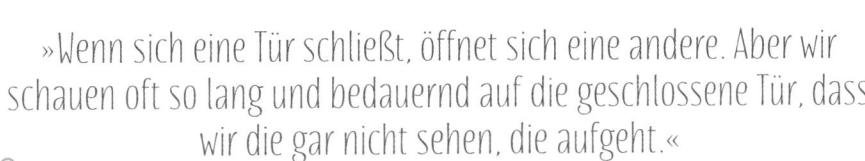

> »Wenn sich eine Tür schließt, öffnet sich eine andere. Aber wir schauen oft so lang und bedauernd auf die geschlossene Tür, dass wir die gar nicht sehen, die aufgeht.«
>
> Alexander Graham Bell

Den Jahreszeiten vertrauen

Der Zyklus der Jahreszeiten kann Vertrauen in den immer wiederkehrenden Kreislauf von Neubeginn, Aufbruch, Fülle, Ernte, Rückzug, Abschied, Stille und erneutem Werden und Wachsen schenken. Auch wenn der Winter noch so kalt und grau war, im nächsten Frühjahr werden wieder Blüten wachsen und irgendwann mit ihrer ganzen Lebenskraft und Fülle aufbrechen.

Wenn du deine Situation anschaust, befindest du dich eher an dem einen oder dem anderen Punkt im Prozess? Vielleicht sieht es gerade sehr düster und trist aus in dir, dann könnte es sein, dass das die Dunkelheit der Wintersonnwende ist und der Aufbruch in die Helligkeit und die längeren Tage schon kurz bevorsteht.

Den Sender wechseln

Adriana Huffington, Herausgeberin des erfolgreichen Blogs *Huffington Post*, bekam von ihrer Mutter einmal den guten Rat: »Wechsle den Sender, Schatz. Du hast die Kontrolle über die Fernbedienung.« Beschwerst, jammerst, sorgst, ängstigst du dich vielleicht gerade aus Gewohnheit? Könntest du eine andere innere Station einstellen? Gibt es auch eine Seite in dir, die einen optimistischeren Blick hat? Probiere es mit Umschalten!

»Es geht ganz leicht«

Unser Körper und unser Unterbewusstsein reagieren auf unsere innere Einstellung (siehe Seite 50). Was du als schwierig bewertest, erlebst du auch als schwierig. Probiere aus, wie es deine Erfahrung verändert, wenn du dir vor oder während einer Tätigkeit liebevoll und aufmunternd selbst zumurmelst: »Es geht ganz leicht.« Eine Freundin von uns hat auf diese Weise nach und nach gelernt, mit dem Fahrrad freihändig um die Kurve zu fahren – was sie sich früher nie hätte vorstellen können. Sie erzählte: »Manchmal spannt sich mein Körper aus Gewohnheit auch jetzt noch an, weil ich auf einmal befürchte, ich könne es doch nicht. Dann lächle ich und sage zu mir: ›Es geht ganz leicht!‹ Damit entspannen sich die Muskeln wieder, ich komme zurück in die Balance und biege mit dem Rad ganz locker um die Kurve.«

Eine haltende Umarmung

Wenn du dir Trost und Unterstützung wünschst, hilft oft nichts so gut wie eine liebevolle Umarmung. Damit das Gefühl von Wärme, Zuwendung und Gehaltensein allerdings auch wirklich in dir ankommen kann, ist es gut, wenn die Umarmung ein bisschen länger dauern darf als ein kurzes Drücken und Wiederloslassen. Bitte eine gute Freundin oder deinen Partner: »Würdest du mich einen Moment halten? Ich hab's gerade schwer und fände wunderbar, wenn ich einfach mal meinen Kopf an deine Schulter legen und mich ein bisschen ausruhen dürfte.« Erlaube dir, dich wirklich anzulehnen und wieder Kraft zu tanken.

Der Baum und du
EINE VERBINDUNG FÜRS LEBEN

Übungsanleitung

Bäume sind starke Kraftquellen. Schön wäre es, wenn du dir für diese Übung viel Zeit gibst und du sie für dich alleine ausführen könntest, um dich wirklich darauf einzulassen. Begib dich in einen Wald oder in einen Park mit großen, alten Bäumen, wo du eine Weile ungestört sein kannst.

- Suche dir eine Stelle aus, an der du sicher stehen und den Blick schweifen lassen kannst. Lass dich treiben und nimm deine Umgebung wahr.

- Nun schließe die Augen und verbinde dich ganz mit der Natürlichkeit des Seins. Deiner eigenen und der der Natur.

- Nach einiger Zeit öffne die Augen wieder und suche dir einen Baum aus, der eine gewisse Anziehungskraft auf dich ausübt. Gehe nun zu diesem Baum.

- Stelle dich ganz nah vor ihn und breite deine Arme aus. Umarme deinen Baum und schmiege dich an ihn. Gerne kannst du die Wange an die Rinde legen oder dein drittes Auge, welches sich zwischen deinen Augenbrauen befindet und für deine Intuition steht.

- Schließe die Augen und verbinde dich mit der Kraft und Energie deines Baumes. Lass alles in dich einfließen. Nimm wahr und gib dich ganz diesem Moment hin. Vielleicht spürst du mit der Zeit ein Strömen durch deinen Körper. Vielleicht auch nicht. Alles ist in Ordnung.

- Bleibe so lange mit deinem Baum verbunden, wie es sich gut für dich anfühlt. Schließlich öffnest du langsam die Augen und löst dich von deiner Kraftquelle. Wenn du möchtest, bedanke dich bei deinem Baum, bevor du dich entfernst.

> Die Verbindung mit deinem Baum verleiht dir Kraft und lädt dich mit neuer, natürlicher Energie auf. Das Spüren von Verbundenheit schafft Vertrauen.

Vertrauen als
RESSOURCE
in *schwierigen Zeiten*

Wenn es uns gut geht, ist es relativ leicht, Vertrauen ins Leben zu haben – wenn wir uns stark und selbstsicher fühlen oder verliebt sind. Aber was ist, wenn wir krank werden, wenn wir uns Sorgen um jemand machen, den wir lieben, wenn unsere beruflichen Aussichten sich verdüstern und auch weltweit alles irgendwie schief zu laufen scheint? Was trägt dann?

Gerade in schwierigen Zeiten ist es wichtig, das eigene Vertrauen ins Leben bewusst zu stärken. Vertrauen schenkt uns Kraft und Zuversicht, dass es gut weitergehen kann, selbst wenn wir noch nicht wissen wie.

Natürlich gibt es eine riesige Vielzahl an Herausforderungen, denen wir ausgesetzt sind – als einzelne Menschen ebenso wie weltweit, als globale Gemeinschaft. Diese Schwierigkeiten erscheinen aber schnell als unüberwindbar und die Sorgen, die wir uns darüber machen, lähmen uns, wenn wir bei all den Problemen aus dem Blick verlieren, wie viel Schönheit, wie viel Fülle, wie viel Verbundenheit und Liebe uns ständig umgibt.

Ob wir mit Arbeitslosigkeit zu kämpfen haben, ernsthaft krank sind oder die Pflege für die dement werdende Mutter organisieren müssen; ob wir uns Sorgen machen, wie es mit der Klimaveränderung, dem weltweiten Terrorismus oder der Flüchtlingskrise weitergehen soll: Wir brauchen Energie, Kraft und Lebensfreude, damit wir nicht in Depression und Resignation versinken oder uns aufreiben in Verzweiflung und unproduktivem Ärger. Du brauchst Vertrauen – Vertrauen, dass du

einen Beitrag leisten kannst, der einen Unterschied macht. Vertrauen, dass sich Kräfte entfalten können, auch wenn du sie vielleicht noch nicht sehen und erkennen kannst. Vertrauen, dass sich das Leben auch in schwierigen Zeiten lohnt. Vertrauen, dass es etwas gibt, was dich trägt.

Michael Leunig ist ein australischer Dichter, Cartoonist und Kulturkritiker. Eines seiner Gedichte heißt »Liebe und Angst«:

Es gibt nur zwei Gefühle:

Liebe und Angst.

Es gibt nur zwei Sprachen:

Liebe und Angst.

Es gibt nur zwei Handlungen:

Liebe und Angst.

Es gibt nur zwei Motive, zwei Vorgehensweisen, zwei Bezugssysteme, zwei Resultate:

Liebe und Angst.

Liebe und Angst.

Wenn du dich als Gärtner siehst: Was soll auf dem Boden deines Lebens heute wachsen? Welches der beiden Gefühle willst du gießen? Was willst du ernten? Liebe oder Angst?

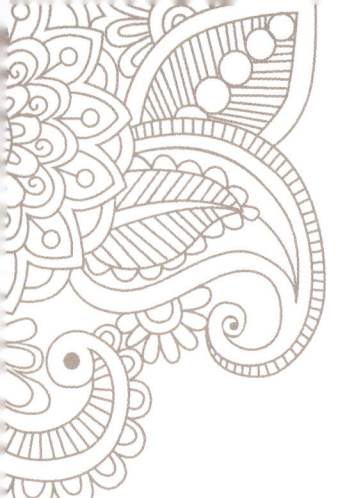

Täglich
WUNDER
sehen

Wer mit offenen Augen und einer inneren Haltung von Wertschätzung durch die Welt geht, wird merken, dass es überall etwas zu staunen gibt. Unser Vertrauen ins Leben kann wachsen, wenn wir uns berühren lassen von den vielen Wundern, die uns täglich begegnen.

Mit offenen Augen durchs Leben gehen – das kann man auch ganz wörtlich verstehen. Du wachst morgens auf und öffnest die Augen. Sehen zu können – ist das nicht ein Wunder? Mit geschlossenen Augen ist es dunkel um dich herum. Du brauchst jedoch nichts weiter tun, als die Lider zu heben, und schon umgeben dich Farben und Formen aller Art. Stell dir einmal vor, wie es wäre, blind zu sein, nicht mehr sehen zu können …

Tag und Nacht umgäbe dich Dunkelheit. Du könntest dich nur noch mit Hilfe eines Stocks, eines Blindenhunds oder einer anderen Person auf der Straße orientieren, schon der Weg zur Bushaltestelle wäre eine Anstrengung. Du könntest nicht mehr die Gesichter deiner Freunde sehen und die all der Menschen, die du liebst. Wunderschöne Landschaften, Berge und Seen, die rosa und weiß blühenden Bäume im Frühling oder glitzernde Schneeflocken – all das wäre bloß noch eine Erinnerung. Vielleicht schließt du tatsächlich einen Moment die Augen und stellst dir vor, wie sich das anfühlen würde.

Wenn du blind wärst, wäre dann sehen zu können nicht dein größter Wunsch? Du kannst auch noch die Handflächen über die geschlossenen Augen legen, dann wird es noch dunkler um dich her. Und so dunkel wäre es immer. Und dann atme einmal tief durch und öffne die Augen wieder – und mach dir das große Geschenk bewusst, das es bedeutet, sehen zu können.

Wie mit dem Sehen ist es mit so vielen Dingen, die wir täglich selbstverständlich nehmen. Der menschliche Geist gewöhnt sich leicht an alles, was mit einer gewissen Beständigkeit verfügbar ist. Eine kurze Zeit freuen wir uns über etwas Schönes, aber dann ist es schon wieder normal und fällt uns nicht mehr auf. Daher ist die Haltung von Achtsamkeit so hilfreich, um uns bewusst zu werden, wie viel Schönheit uns eigentlich umgibt, wie viel ganz wunderbar eingerichtet ist und uns einfach zur Verfügung steht, ohne dass wir etwas dazu tun müssten.

Schau beispielsweise einmal mit wachen Sinnen deinen Körper an. Ist es nicht fantastisch, was er kann? Wenn du dir etwa den Arm brichst – knack, mittendurch, entzwei –, dann wird der Knochen, richtig geschient, einfach wieder zusammenwachsen. Und zwar ohne dass der Körper dafür Instruktionen oder Hilfe von außen bräuchte. Er weiß schlicht, wie das geht, und kann zwei getrennte Teile wieder zusammenwachsen lassen. Ist das nicht phänomenal? Auch wenn du dich mit dem Küchenmesser schneidest, schließt sich die Wunde, ohne dass du das steuern müsstest – oder steuern könntest! Es geschieht ohne Anstrengung von deiner Seite, einfach, weil es die Natur so wunderbar eingerichtet hat. Neue, glatte Haut bil-

det sich, wie durch Zauberei fügen sich Blutgefäße wieder zusammen und neue Zellen entstehen. Das Leben ist stets auf Wachstum, auf Entwicklung, auf Heilung ausgerichtet. Wir brauchen es oft gar nicht so sehr zu pushen, zu steuern oder zu kontrollieren, wie wir meinen.

Wir wollen wissen, was gleich geschieht.
Wir wollen wissen, was auf uns zukommt.
Wir wollen vorbereitet sein.
Aber warum ist das so?

Wir haben Angst vor Veränderungen, Angst davor, unsere Sicherheitszone aufzugeben. Wir denken: »Das kenne ich – da fühle ich mich wohl.« Aber bedeutet das Leben nicht ständige Veränderung? Was nutzt es, krampfhaft festzuhalten? Ist es nicht schöner, in einer Welt zu leben, in der wir in jedem Moment offen sein können, um zu entdecken, was da kommt? Um zu entdecken, wie wir mit neuen Menschen, Situationen und Gefühlen umgehen können? Ist es nicht schön, keine Ahnung zu haben, wie der Tag verlaufen wird, sondern sich voll und ganz darauf einzulassen, ohne vorgefertigte Meinungen, Hoffnungen, Wünsche? Ist es nicht vorstellbar, dem Leben mit offenen Augen und offenem Herzen zu begegnen? Vielleicht ist es einen Versuch wert.

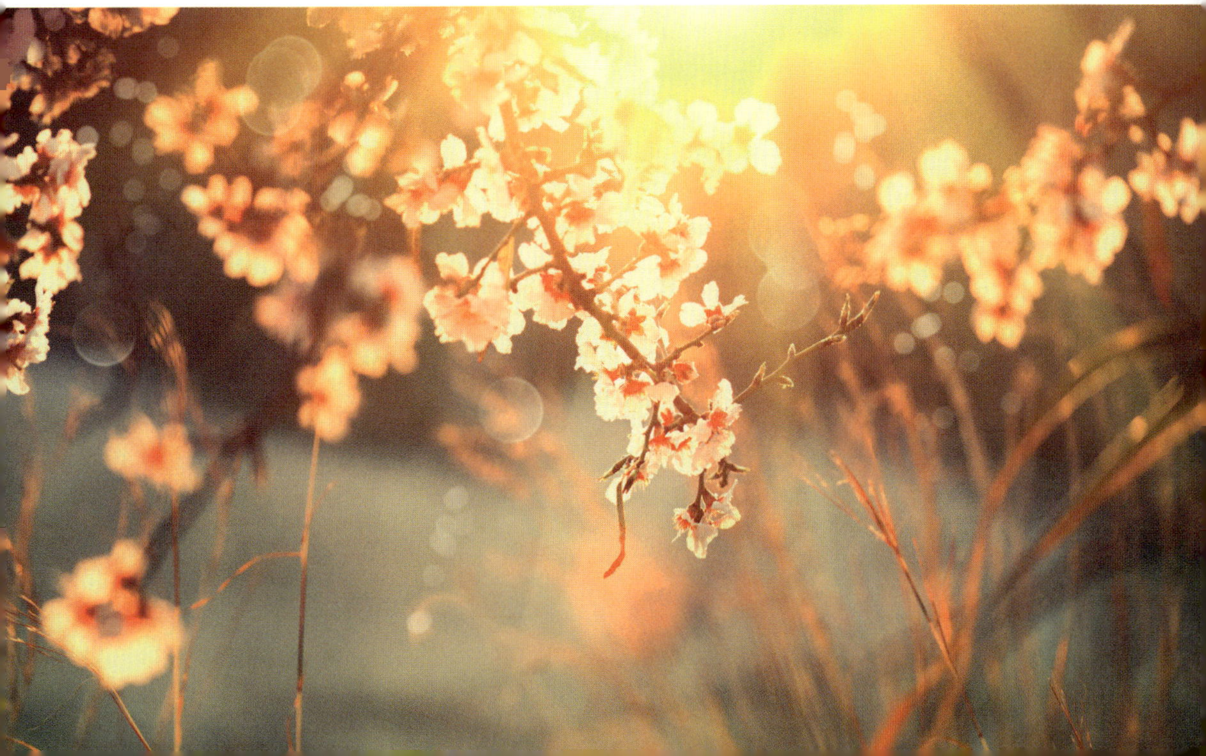

Vinyasa Flow – Hingabe und Dankbarkeit
BEWEGUNG UND ATEM IN HARMONIE

Übungsanleitung

Ein vinyasa flow zeichnet sich dadurch aus, dass die Yogahaltungen, die sogenannten asanas, in einer harmonischen Bewegung ineinander fließen und der Atem dabei synchron dazu gesetzt wird. Die Körperpositionen dieser Übungsabfolge sind besonders geeignet, um Hingabe, Vertrauen und Dankbarkeit zu erleben.

- Nimm am Ende deiner Yogamatte den Fersensitz ein. Bringe deine Handflächen vor deinem Brustkorb in namaste (Gebetshaltung) zusammen oder lege sie auf den Oberschenkeln ab. Halte für einen Moment inne und formuliere in Gedanken, mit welcher Absicht du diesen vinyasa flow üben möchtest.

- Als Tipp: Vielleicht möchtest du der Sonne als Lebensspenderin danken. Oder einem Menschen Liebe und reine Energie senden. Was auch immer du als positive Absicht auswählst, es sollte von Herzen kommen.

- Mit der nächsten Einatmung komme in den Kniestand und führe zugleich deine Arme gestreckt über vorne nach oben, bis deine Hände über den Schultern positioniert sind. Kurz innehalten. Öffne dich dem Universum gegenüber.

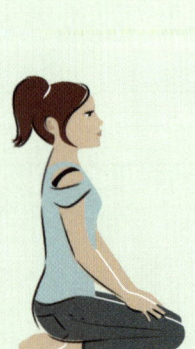
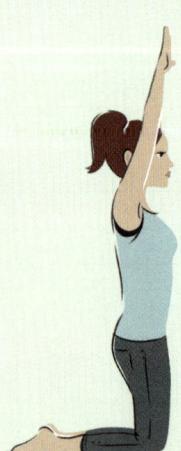
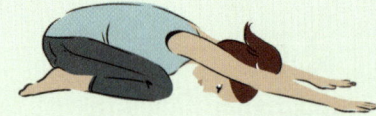

> »Suche nicht nach den großen Dingen.
> Tue kleine Dinge mit großer Liebe.«
>
> Nach Mutter Teresa

- Mit der nächsten Ausatmung setze die Hände vor deinen Knien auf und gleite mit den Armen und deinem Oberkörper in die Position des Hasen. Die Arme sind nach vorne gestreckt, deine Stirn liegt auf. Genieße diese wunderschöne, hingebungsvolle Haltung. Lass alles los und vertrau dich dankbar dem Leben an.

- Mit der nächsten Einatmung komme in den Vierfüßlerstand und mache deinen Rücken lang, indem du Kopf und Becken auseinanderziehst. Der Blick ist leicht nach oben gewandt. Du bist nun in der Haltung der Kuh. Achte darauf, dass du nicht ins Hohlkreuz kommst, das kann für den unteren Rücken unangenehm sein. Bringe Länge in den Rücken, sodass die Energie frei fließen kann.

- Mit der nächsten Ausatmung schiebe dein Becken nach vorne und bringe deinen Rücken in einen Katzenbuckel, dabei die Schultern nicht nach oben ziehen. Indem du den Kopf in Richtung Brustbein neigst, ist eine kurze Innenschau möglich.

- Mit der Einatmung komme wieder in die Kuh. $\longrightarrow$

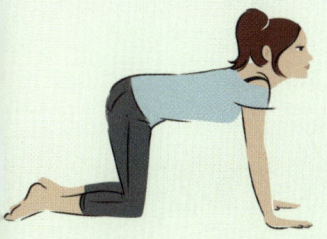 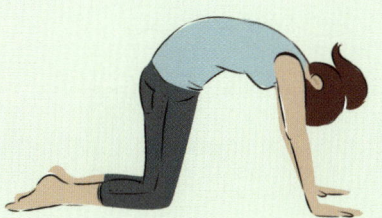 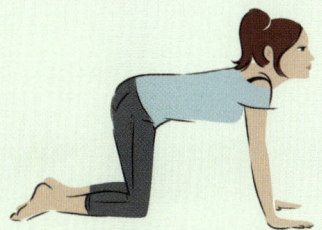

- Mit der Ausatmung gleite in den Hasen.

- Dann komme einatmend in den Kniestand, bis du ausatmend wieder im Fersensitz ankommst. Bringe die Hände in namaste. Dann innehalten und nachspüren.

- Wenn du möchtest, übe diesen sanften vinyasa flow einige Male mit dem Fokus auf der Synchronisation deines Atems in der Bewegung. Mit der Zeit kannst du versuchen, langsam die Phasen deines Atems zu verlängern und die Augen zu schließen.

- Einatmung – Atempause – Ausatmung – Atempause.

Wenn du die Abfolge dieses vinyasa flows verinnerlicht hast, kannst du dich ganz dem Fluss deiner Bewegungen und deines Atems hingeben. Jede der einzelnen Körperpositionen fördert bestimmte innere Haltungen, die mit der Zeit deutlicher spürbar werden. Diese Eigenschaften, wie Dankbarkeit, Herzöffnung und Vertrauen, lassen dich die Schönheit und Tiefe dieses flows erfahren.

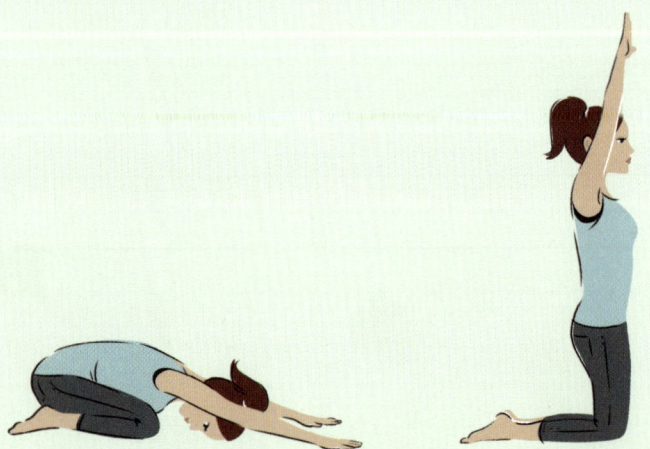
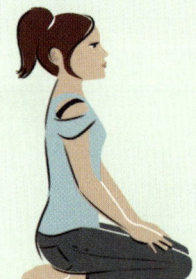

Dich mit dem
LEBEN
anfreunden

Wie können wir erwarten, dass sich das Leben leicht anfühlt und ins Fließen kommt, wenn wir beständig in Widerstand dazu gehen?

Wie oft befinden wir uns in Situationen, die wir nicht mögen und so nicht gewollt haben. Beginnen wir am Morgen eines sonnigen Tages. Der erste Gedanke, der dir vielleicht in den Kopf schießt, ist: »Ich möchte nicht in die Arbeit, sondern lieber in die Berge fahren.« Daran ist grundsätzlich nichts auszusetzen, und vielleicht lässt es sich ja wirklich organisieren. Doch wenn es nicht möglich ist und dieser Wunsch dich den ganzen Arbeitstag über missmutig oder übelgelaunt das verrichten lässt, was heute ansteht, befindest du dich in einem ständigen inneren Konflikt. Dieser Konflikt kann sowohl unbewusst als auch bewusst ablaufen. Du spürst, dass du da, wo du bist, nicht sein möchtest. Du kämpfst laufend gegen deine Sehnsucht nach einem Tag in den Bergen an. Als Folge bist du unkonzentriert und reagierst gereizt. Und dies wiederum hat negative Auswirkungen auf dich und auf deine Mitmenschen. Solche oder ähnliche Gedankengänge und Verhaltensweisen häufen sich täglich mehrfach an.

Hier einige Beispiele, die so ähnlich vielleicht auch schon in deinem Leben aufgetaucht sind:

- Ich will nicht aufstehen.

- Ich möchte lieber in die Berge/an den See fahren, als den ganzen Tag in der Arbeit verbringen.

- Ich bin echt sauer, dass mir der Bus vor der Nase davongefahren ist. Der Busfahrer hätte doch warten können.

- Wieso kann mich der Kollege nicht grüßen. Ich habe doch »Guten Morgen« gesagt.

- Jetzt ist der Kaffee schon wieder leer und niemand hat daran gedacht, neuen zu kaufen!

- Kann ich nicht einmal in Ruhe meine Mails abarbeiten.

- und und und

Die meisten von uns wollen ständig anderswo sein als da, wo wir sind. Wollen dauernd etwas anderes erleben als das, was geschieht. Kein Wunder, sagst du vielleicht, wenn es dort, wo ich bin, unangenehm ist, und das, was da geschieht, mir nicht gefällt.
Schon möglich. Doch wenn man einmal die Geste betrachtet, die hinter dieser Einstellung liegt, wird ein großes NEIN deutlich. Ein Nein dem Leben gegenüber. *So nicht.*

Wenn wir jedoch mehr in Einklang mit dem Leben sind, wird sich mehr Fülle einstellen, kann ein natürlicher Fluss ins Fließen kommen. Warum ist das so? Stell dir einmal vor, du möchtest einer Freundin ein Geschenk machen. Du hast etwas ausgesucht und gehst los, um es ihr zu überreichen. Doch noch bevor sie es überhaupt ausgepackt hat, beschwert sie sich schon. »Nein, das wollte ich nicht. Das ist nicht das, was mir gefällt,

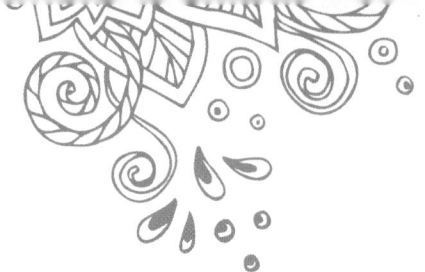

das weiß ich jetzt schon. Ich bin total unzufrieden mit dem, was du da bringst. Ich hab mir etwas ganz anderes gewünscht. Es sollte kleiner/größer/runder/eckiger/grüner/blauer sein. Geh mir bloß weg damit. So nicht!«

Wie geht es dir als schenkender Person dabei? Macht das Schenken da Spaß? Würdest du gerne mit einem neuen Geschenk wiederkommen?

Angenommen, die Freundin würde hingegen so reagieren: »Wow, damit habe ich gar nicht gerechnet! Danke! Ich weiß noch nicht, was es ist, aber ich bin gespannt und freue mich aufs Auspacken! Mal schauen, was darin ist!« Wie würde sich das wohl auf eure gegenseitige Beziehung auswirken?

Wenn uns nun das Leben etwas schenken wollte – ist es nicht so, dass viele von uns eher auf die erste Art reagieren?

Können wir anfangen zu bemerken, wie oft wir

> Will ich den gegenwärtigen Moment zu einem Freund oder zu einem Feind erklären? Will ich seine Geschenke annehmen oder zurückweisen?

uns dem Leben entgegenstellen? Wie gewohnheitsmäßig wir glauben, besser zu wissen, wie etwas laufen soll? Könnte es sein, dass viele der Probleme, die wir haben, und die Schwierigkeiten, mit denen wir kämpfen, eher das *Resultat* dieser Abwehrhaltung dem Leben gegenüber sind als der Grund dafür?

Unser Widerstand gegen alles, was uns unangenehm ist – oder von dem wir glauben, dass es unangenehm werden könnte –, ist zutiefst in uns verwurzelt. Und er verschwindet nicht einfach so. Gewohnheiten sind hartnäckig. Und doch lassen sie sich verändern. Mit Geduld, mit Verständnis für die Schwierigkeiten, die uns diese Veränderung macht, mit einer gewissen Hartnäckigkeit. Indem wir immer wieder bewusst merken, wie uns dieses Nein dem Leben gegenüber eng macht. Und indem uns bewusst wird, dass sich Geschenke leichter einstellen, wenn wir zumindest in Betracht ziehen, dass es welche sein könnten.

In seinem gleichnamigen Buch nennt es Eckhart Tolle *The Power of NOW*: die lebensspendende Kraft, die uns mehr und mehr zuteilwird, wenn wir anfangen, uns dem Jetzt anzuvertrauen. In einem Vortrag sagte er: »Wenn wir beginnen, mit dem, was ist, mehr in Einklang zu kommen, werden wir erleben, dass sich Möglichkeiten eröffnen, von denen wir nie auch nur träumen können, während wir im Widerstand dem Leben gegenüber feststecken.«

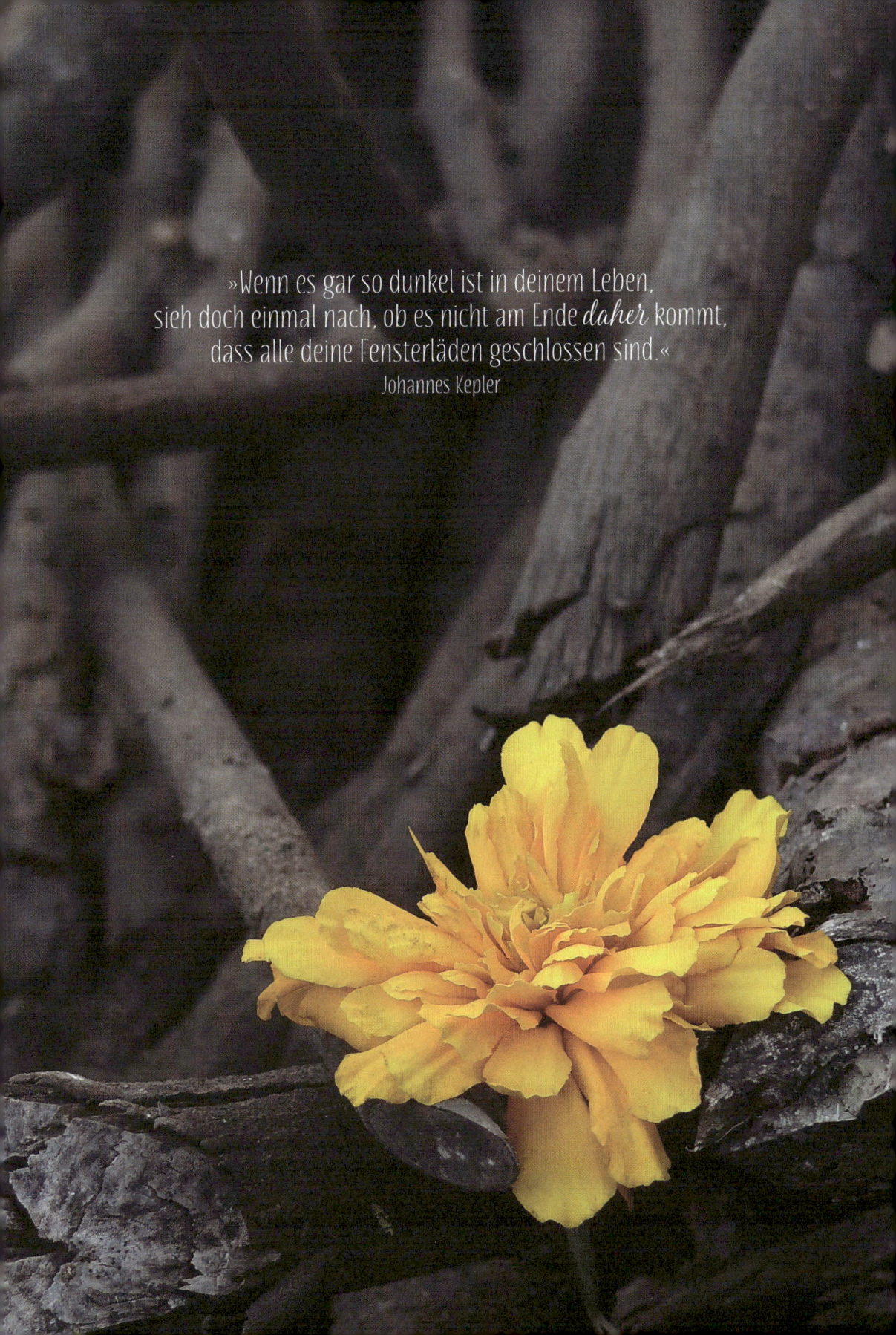

»Wenn es gar so dunkel ist in deinem Leben,
sieh doch einmal nach, ob es nicht am Ende *daher* kommt,
dass alle deine Fensterläden geschlossen sind.«
Johannes Kepler

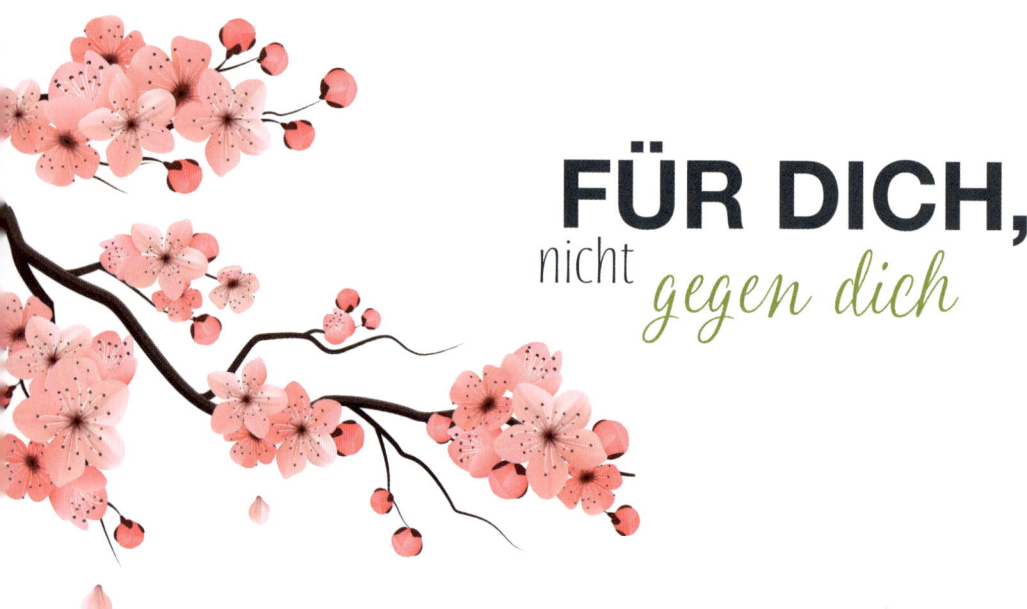

FÜR DICH,
nicht *gegen dich*

Wie würde sich dein Leben gestalten, wenn du grundsätzlich davon ausgingest, dass das Leben für dich und nicht gegen dich geschieht und dass du die Fähigkeit hast, mit dem umzugehen, was es dir präsentiert? In angenehmen ebenso wie in herausfordernden Situationen? Die folgende Geschichte wird über den Zen-Mönch Hakuin erzählt, der im Japan des 18. Jahrhunderts lebte.

Ist das so?

Der Mönch Hakuin lebte in einer kleinen Hütte und war in der Nachbarschaft wegen seines reinen Lebenswandels hochangesehen. In seiner Nähe lebte ein schönes junges Mädchen. Als man entdeckte, dass das unverheiratete Mädchen schwanger war, wollte sie den Namen ihres Geliebten nicht preisgeben. Ihre Eltern ließen ihr jedoch keine Ruhe, bis sie behauptete, Hakuin sei der Vater. Enttäuscht und über alle Maßen wütend gingen die Eltern zu ihm und beschimpften ihn, weil er ihre Tochter geschwängert habe. Alles, was er zu den Vorwürfen sagte, war: »Ist das so?« Bald darauf wurde das Kind geboren und die

zornigen Eltern der frischgebackenen Mutter brachten das Neugeborene zu Hakuin. Der hatte inzwischen seinen guten Ruf verloren. Man hielt ihn für eine verkommene Kreatur. Das schien Hakuin jedoch nicht weiter zu beunruhigen. Die Eltern des Mädchens riefen: »Hier, dein Kind!« »Ist das so?«, war alles, was Hakuin dazu sagte. Er nahm das Baby auf und sorgte gut für das Kleine. Er pflegte und behütete es wie sein eigen Fleisch und Blut.

Ein Jahr verging. Schließlich hielt die junge Mutter es nicht mehr aus und beichtete ihren Eltern die Wahrheit. Der Vater ihres Kindes war ein armer junger Fischer. Unverzüglich gingen ihre Eltern zu Hakuin, um das Kind nach Hause zu holen: »Gib uns das Kleine, du bist nicht der Vater!« Hakuin übergab ihnen das Kind mit den Worten: »Ist das so?«

Wie geht es dir, wenn du diese Geschichte liest? Sie erzählt von Hakuins Weise, mit dem umzugehen, was das Leben ihm präsentiert. Was ließe sich daraus lernen in Bezug auf *dein eigenes* Leben und die Anfragen, die es *an dich* richtet? Als ihm das Kind anvertraut wird, wehrt sich Hakuin nicht, indem er sagt, er sei nicht der Vater

> »Dem Leben keinen Widerstand
> entgegenzusetzen bedeutet,
> in einem Zustand von Gnade, Mühelosigkeit
> und Leichtigkeit zu sein.
> Dieser Zustand ist nicht davon abhängig,
> dass alles auf bestimmte Art und Weise läuft.«
>
> Eckhart Tolle

und das Baby nicht seine Verantwortung. Hakuin handelt außerhalb der üblichen Fragen von Moral oder Fairness. Sein Ansehen bei den Nachbarn bekümmert ihn nicht. Er macht sein Verhalten nicht davon abhängig, ob es »fair« ist, dass ihm so etwas zustößt, oder was andere von ihm denken. Vielmehr antwortet er direkt auf die »Anfrage« des Lebens, das ihm eben nun ein Kind in die Arme gelegt hat. Er akzeptiert, was der Moment bringt, und tut, was aus seiner Sicht nötig ist. Damit agiert er so, dass gesichert ist, was ihm in diesem Moment wohl das Wichtigste zu sein scheint: dass das Kind ein Zuhause hat und gut umsorgt wird. Man kann sich vorstellen, dass er als Zen-Mönch nicht gerade viel Erfahrung mit Babys hat und es für ihn einiges zu lernen gibt. Hakuin ist bereit, sich darauf einzulassen. Schätzungsweise ist dieser Schritt auch eine finanzielle Belastung, zumal er seinen guten Ruf verloren hat und vielleicht kaum noch Unterstützung in Form von Almosen aus der Nachbarschaft erhält. Hakuin jedoch beklagt sich nicht, er tut einfach innerhalb seiner Möglichkeiten, was er kann.

Nach einem Jahr, in dem er dem Kind ein liebevoller Pflegevater war, wie die Geschichte erzählt, soll er es plötzlich wieder abgeben. Auch hierauf lässt er sich ein, ohne dagegen zu kämpfen. Er schimpft nicht, er reagiert nicht mit moralischem Dünkel oder verletztem Stolz. Umstandslos tut er, was er als angemessen ansieht – er ermöglicht es, dass das Kleine zu seiner eigentlichen Familie zurückkehren kann. Wenn ihm das nach einem Jahr intensiven Zusammenseins schwergefallen ist, was man sich vorstellen kann, so lässt er sich von diesen Gefühlen nicht abhalten, das zu tun, was ihm wiederum eine adäquate Antwort auf die Anfrage des Lebens zu sein scheint.

Was erlaubt Hakuin, so gelassen zu agieren? Seine Haltung ist ein grundsätzliches Einverstandensein mit dem Fluss des Lebens. Selbst wenn das, was das Leben präsentiert, Einschränkungen mit sich bringt, wehrt sich Hakuin nicht. Dabei zeigt ihn die Geschichte nicht als Opfer, das einfach alles mit sich machen lässt. Er nimmt schlicht und ergreifend nicht an, dass er besser weiß, was passieren sollte. Er stellt sich dem Leben nicht entgegen. Bei allem, was geschieht, bleibt er ruhig, zufrieden und handlungsbereit – in Einklang mit dem, was geschieht.

Aus dem Widerstand herausfinden
VOM NEIN INS JA WECHSELN

Übungsanleitung

Der spirituelle Lehrer Eckhart Tolle nennt das den »kollektiven Wahnsinn«: die Art und Weise, wie die meisten Menschen in einem konstanten Nein dem Leben gegenüber verharren. Mit der folgenden kleinen Übung kannst du am eigenen Leib erleben, wie sich dieser Widerstand anfühlt – und wie es ist, ihn aufzugeben. (Wir haben für diese Anleitung eine Übung der Meditationslehrerin Tara Brach erweitert.)

- Nimm eine innere Haltung von Achtsamkeit ein – also eine Haltung, die es dir erlaubt, wach und aufmerksam zu sein für das, was geschieht. Du kannst dabei aufrecht sitzen, aber ebenso gut liegen, falls du dabei nicht müde wirst und abdriftest. Schließe die Augen und atme ein paar Mal bewusst ein und aus, um deine Aufmerksamkeit zu sammeln und dich zu zentrieren.

- Richte nun absichtlich inneren Widerstand gegen alles, was du in diesem Moment erlebst. Es ist, also ob du innerlich Nein sagst zu allem, was geschieht: Nein dazu, wie sich dein Körper anfühlt. Nein zu dem, was du hörst oder spürst. Nein zu dem, was du fühlst und denkst. Eine mentale Geste von Abwehr: »Nein, hier will ich nicht sein. So ist es falsch. Das mag ich nicht. Das soll aufhören.«

- Schau, ob du für eine oder zwei Minuten ganz in dieser Abwehrhaltung bleiben kannst. Bemerke dabei, wie sich dieser Widerstand auf deinen Körper auswirkt. Vielleicht verändert sich deine Mimik, deine Atmung, dein Muskeltonus?

- Nun öffne die Augen, schüttle das innere Nein aus dir heraus. Atme kräftig durch, bewege dich etwas, wenn du magst.

- Nimm dann wieder eine innere Haltung von Achtsamkeit ein. Schließe die Augen und führe deine Aufmerksamkeit nach innen.

- Sage nun im Zuge dieser Übung Ja zu allem, was dir innerlich begegnet: Körperempfindungen, Sinneswahrnehmungen, deine Stimmung,

> »Die entscheidende Frage ist, ob wir uns
> vom Universum getragen und unterstützt
> fühlen oder nicht.«
>
> Albert Einstein

Gedanken … Egal, was es ist, und unabhängig davon, ob du es als angenehm empfindest oder nicht, begegnest du allem Erleben mit einem Ja. Ja zu dem Atemzug, den du gerade nimmst. Ja zu den Kopfschmerzen. Ja zu dem Teil in dir, der keine Lust auf diese Übung hat und sie lieber abbrechen will. Ohne weiter etwas damit zu tun erkennst du alles an, was innerlich auftaucht, und begrüßt es mit freundlicher Akzeptanz. »Ja, so ist das Leben gerade in diesem Moment. Ja, das erlebe ich gerade. Ja, ich bin einverstanden damit, dass es so ist, wie es ist. Ich bin auch einverstanden damit, dass ich manches davon, was ich gerade erlebe, nicht mag.«

- Bemerke dabei auch, wie sich dieses Einverstandensein körperlich und emotional auswirkt. Vielleicht wird dir leichter ums Herz, die Brust fühlt sich weiter an oder der Atem geht tiefer?

- Wenn du möchtest, geh noch einen Schritt weiter. Schau, ob es möglich ist, dieses Ja in ein vertrauensvolles Ja dem Leben gegenüber auszuweiten. Wie würde es sich anfühlen, innerlich zu sagen: »Ja, ich vertraue darauf, dass es das Leben gut mit mir meint. Wenn es auch nicht immer leicht war, so hat mich doch etwas bis hierher getragen. Ja, ich will das Beste aus dem machen, was mir begegnet.«
(Ersetze das durch deine eigenen Formulierungen, wenn diese sich stimmiger anfühlen.)

- Bleibe mit deiner Präsenz ganz in diesem Moment und vertraue dich ihm an. Ja zum Leben jetzt. Verweile in diesem inneren Einverstandensein, so lange du magst.

- Wann immer du so weit bist, öffne sanft die Augen und begrüße, was du siehst, mit einem weichen Blick.

> **Akzeptanz ist keine passive Haltung.
> Es braucht Bereitschaft, sich zu öffnen. Es ist ein aktiver innerer Prozess: eine Entscheidung, die du nur selbst treffen kannst.**

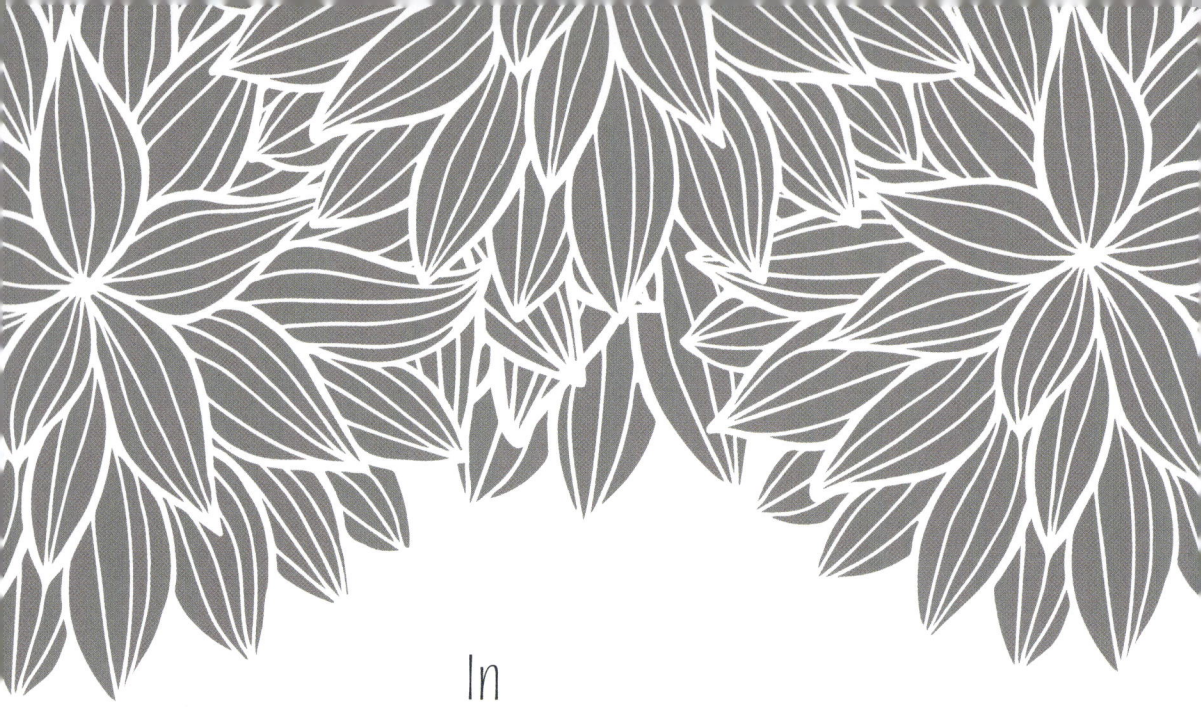

In
RESONANZ
kommen

Wie leicht fühlen wir uns abgeschnitten von der Welt, ohne Resonanz. Wir sind hier, alles andere ist »da draußen«. Andere Menschen und die Natur nehmen wir dann als etwas Getrenntes von uns wahr, wir bewegen uns, als wäre die lebendige Welt um uns her eine Theaterkulisse. Wir »benutzen« sie vielleicht als Umgebung für einen schönen Spaziergang oder eine Wanderung, doch bleibt sie uns nicht selten fern – wie etwas, mit dem wir nicht wirklich in einem gegenseitigen, respektvollen Austausch und Miteinander leben.

Das folgende persönliche Erlebnis erzählt davon, wie wenig wir über die geheimnisvollen Möglichkeiten von Kommunikation wissen und dass es jenseits unserer gewohnten Wahrnehmung sehr viel mehr an Beziehung gibt, als wir vielleicht ahnen – wenn wir bereit sind, in Kontakt zu treten.

Ameisenflüstern

Oh nein! Fassungslos stand ich morgens in meinem kleinen Gärtchen beim Blumengießen und blickte auf das Gewusel zu meinen Füßen. Hunderte Ameisen liefen hin und her. Sie schlüpften aus kleinen Löchern im Boden und verschwanden an anderer Stelle wieder im Erdreich. Viele von ihnen trugen weiße Eier. Offensichtlich entstand gerade ein neuer Ameisenhaufen. Und zwar genau vor meiner Terrassentür, die vom Wohnzimmer in meinen Vorgarten führte. Sofort schossen Bilder in meinen Kopf von Ameisenstraßen unter meinem Sofa, Ameisen in der Küche, in meinem Schlafzimmer, von Chemikalien, von Kammerjägern. Hilfe!

Ich stand da und wusste nicht, was ich tun sollte. Plötzlich erinnerte ich mich an etwas, was mir kürzlich ein Freund erzählt hatte. Man könne mit

Ameisen sprechen. Ihr kollektives Bewusstsein wäre zugänglich für Kommunikation von außen. New-Age-Unsinn? Esoterisch? Kann ja eh nicht funktionieren?

Was soll's, einen Versuch war es wert. Der Gedanke an ausgestreutes Gift und einen wochenlangen Kampf mit den kleinen Viechern behagte mir jedenfalls überhaupt nicht.

Was hatte Michael gesagt? »Du musst ernsthaft mit ihnen reden. Das ist nicht der richtige Zeitpunkt zum Süßholzraspeln. Ernsthaft und so, dass deine Botschaft wirklich ankommt.« Ich ging also vor den Ameisen in die Hocke, räusperte mich und verband mich mit einem Ort in meinem Bauch, von dem aus ich respektvoll und klar mit ihnen sprechen konnte.

»Also, Ameisen, hört mir zu. Ich weiß, dass ihr einen Platz braucht, wo ihr in Sicherheit leben und eure Kinder in Frieden großziehen könnt. Ich verstehe das. Und vermutlich meint ihr, das sei ein solcher Platz. Aber hier ist nicht der richtige Ort dafür. Ich möchte, dass ihr weiterzieht. Ich möchte, dass ihr ein für allemal von hier weggeht. Das ist mein Garten. Es tut mir leid, aber die Wahrheit ist: Ihr seid hier nicht willkommen. Wenn ihr hier einen Ameisenhaufen baut, können wir nicht zusammen in Frieden leben. Ich hoffe ernsthaft, dass ihr einen guten anderen Ort findet. Ich verstehe, dass ihr einen guten Ort braucht. Aber hier ist kein guter Ort für euch. Ich will nicht, dass ihr hierbleibt.« Ich hoffte, dass mir keine Spaziergänger von jenseits der Gartenhecke zuhörten, doch tatsächlich fühlte es sich gut an, ernsthaft mit ihnen zu reden und mich mit dem zu verbinden, was ich wirklich wollte. Ich nahm noch einen tiefen Atemzug.

»Bitte geht weg. Ich möchte euch nicht drohen, aber wenn ihr nicht weggeht, werde ich andere Maßnahmen ergreifen und die werden für euch nicht angenehm sein. Bitte geht weg. Ich will euch nicht wehtun, aber wenn ihr hierbleibt, werde ich das tun. Ich meine es ernst. Bitte geht weg. Bitte geht heute noch weg. Ihr alle.« Ich richtete mich auf. Konnte das tatsächlich funktionieren? Nachdem ich die restlichen Blumen gegossen hatte, machte ich mich auf den Weg in die Arbeit. Und nach einer Weile hatte ich den Vorfall vergessen.

Später am Abend, ich trat gerade auf die kleine Terrasse hinaus, um die milde Luft in der Dämmerung zu genießen, fiel es mir wieder ein. Ups, was war mit den Ameisen? Ich beugte mich hinunter und stolperte fast – sie waren weg. Von den Hunderten Ameisen waren nur noch fünf oder sechs übrig, wie eine Nachhut. Alle Eier waren verschwunden. Die kleinen Löcher im Boden leer. Mir blieb der Mund offen stehen. Ich fühlte mich dankbar, erstaunt und tief bewegt. Sie waren alle weg und kamen auch nicht wieder.

Wäre mir das nur einmal passiert, könnte man vielleicht von Zufall sprechen. Tatsächlich habe ich das aber bereits dreimal erlebt, einmal in meinem Münchner Garten und zweimal in einem griechischen Ferienhaus. Jedes Mal waren die Ameisen mehrere Stunden, nachdem ich sie eindringlich und in Wertschätzung sowohl für ihre wie für meine Bedürfnisse gebeten hatte, wegzugehen, verschwunden. Ich glaube, es hat etwas zu tun mit meiner Intention, mit einem grundsätzlichen Wunsch nach einem friedlichen, respektvollen Miteinander. Ob das auch mit einem bereits etablierten Ameisenhaufen funktionieren würde, wage ich zu bezweifeln. Und ob das immer klappt – keine Ahnung. Was es zeigt, ist, dass wir in Beziehung treten können mit der natürlichen Welt um uns herum.

Dass es einen Unterschied macht, mit welcher Haltung wir unserer Umwelt begegnen.

Dass wir in Resonanz leben.

Vielleicht hast du das Gefühl, die Geschichte mit den Ameisen widerspricht dem vorher Gesagten. Sollten wir die Ameisen nicht akzeptieren und einverstanden sein damit, dass sie da sind? Geht es nicht darum, mit dieser Haltung der Ablehnung aufzuhören? Wie die meisten Dinge im Leben ist die Sache etwas weniger schwarz-weiß – und sich mit dem Leben anzufreunden heißt nicht, in Passivität zu verfallen.

Ich stand auf der Terrasse und schaute die Ameisen an. Wie gesagt, meine erste, automatische Reaktion war Abwehr. Doch als in meiner Erinnerung die Erzählung meines Freundes von der Kommunikation mit den Ameisen auftauchte, gab es in mir etwas, das bereit war, es trotz aller rationaler Bedenken zumindest auszuprobieren. Eine Art Vertrauensvorschuss zu geben. Mir ging es darum, meine eigenen Bedürfnisse nach einem friedlichen, ungestörten Zuhause, in dem ich mich wohlfühle, ernst zu nehmen, und zugleich wahrzunehmen, dass die Ameisen auch nichts anderes wollten. Beides an einem Ort ging jedoch nicht gut zusammen. Ich erkannte auch an, dass ich im Notfall bereit war, zu gewalttätigen Mitteln zu greifen – dass ich das aber nicht wollte, sondern mir eine friedliche Lösung wünschte, die auch für die Ameisen gut war. Ich

konnte mir grundsätzlich *vorstellen*, dass es eine gute Lösung für beide Seiten geben könnte. Ich konnte mir *vorstellen*, dass es die Möglichkeit für Kommunikation, für Resonanz geben könnte. Solange ich nicht in der Lage bin, das auch nur in Betracht zu ziehen, mache ich den Augenblick zu einem Feind. Dann müssen entweder die Ameisen umgebracht werden oder aber ich resigniere und finde mich zähneknirschend damit ab, dass sie den Garten umgraben und sich womöglich auch noch meine Wohnung erobern.

Vielleicht gibt es nicht immer eine gute Lösung, die für alle Seiten funktioniert. Doch um eine finden zu können, müssen wir das Vertrauen aufbringen, dass sie zumindest möglich sein *könnte*.

Erinnerst du dich an die frühen Star Wars-Filme und Lukes Ausbildung zum Yedi-Ritter durch Meister Yoda? Luke: »Ich kann es nicht glauben.« Yoda: »Darum versagst du.«
Eine Lösung für das Ameisenproblem konnte auftauchen, weil ich bereit war, in Betracht zu ziehen, dass es einen Konsens zwischen den Ameisen und mir geben könnte. Aus einer Gegebenheit, die ich im ersten Moment als unangenehm bewertete, entwickelte sich etwas, woran ich mit Freude und Staunen zurückdenke. Vielleicht hast du auch schon öfter Situationen erlebt, die du

> »Solange sich ein Mensch einbildet, etwas nicht tun zu können, solange ist es ihm unmöglich, es zu tun.«
> *Baruch de Spinoza*

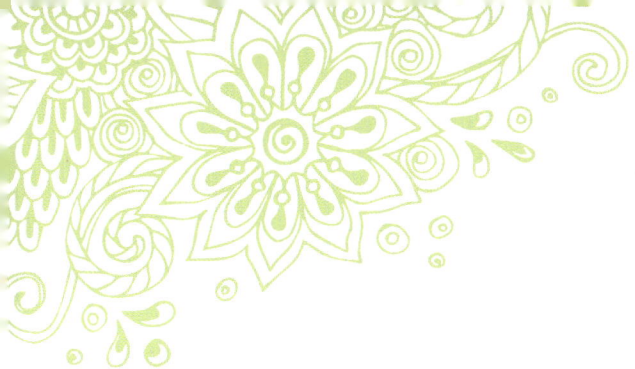

zu Beginn als negativ eingeschätzt hast und die sich im Nachhinein als Segen darstellten? Von einer solchen Situation erzählt auch die folgende Geschichte.

Das rote Sportauto

Ein junger Mann gewann in einer Lotterie einen roten Sportwagen. Freunde und Familie gratulierten ihm überschwänglich: »Wahnsinn, so ein tolles Auto völlig umsonst! Du bist wirklich ein Glückspilz!« Der Mann lächelte und sagte: »Vielleicht. Mal sehen!«

Die nächsten Wochen genoss er seinen neuen Wagen und machte viele Ausflüge. Doch dann wurde er von einem betrunkenen Fahrer auf der Autobahn gerammt. Er musste aus dem Wrack herausgeschnitten werden und kam schwerverletzt ins Krankenhaus. Seine Freunde und Familie waren schockiert: »Hättest du bloß das Auto nicht gewonnen! So ein Unglück! Dass ausgerechnet dir das passieren musste!« Der Mann lächelte schief unter seinem dicken Verband und sagte: »Vielleicht. Mal sehen!«

Während der nächsten Tage regnete es so heftig, dass überall in der Umgegend Erdrutsche abgingen. Ganze Hänge wurden unter Schlamm begraben und Häuser mitsamt ihrer Bewohner fortgerissen. Auch das Haus des Mannes wurde komplett zerstört. Ihm selbst allerdings geschah nichts, da er ja aufgrund des Unfalls im Krankenhaus lag.

Schlecht? Gut? Manchmal sind die Dinge weniger eindeutig, als wir meinen. Wenn du auf dein eigenes Leben zurückblickst, wird dir vermutlich so manche schwierige Situation einfallen, die sich im Nachhinein positiv entwickelt hat, etwa eine schmerzhafte Trennung, die jedoch erst die Tür für eine glückliche neue Partnerschaft öffnete. Daraus nun einen schnellen Trost für schwierige Lebensphasen abzuleiten, nach dem Motto: »Mach dir nichts draus, bestimmt entsteht daraus etwas Gutes«, fühlt sich für den Betreffenden vermutlich wenig einfühlsam an. Man könnte die Geschichte mit dem roten Auto jedoch einfach als Erinnerung dafür nehmen, dass wir oft das größere Ganze nicht überblicken, sondern nur einen Ausschnitt sehen können.

Je mehr Vertrauen wir entwickeln, desto mehr können wir in schwierigen Zeiten zumindest die Annahme gelten lassen, das, was geschieht, könnte aus einer anderen, größeren Perspektive gesehen vielleicht einen Sinn haben oder sich zu etwas Positivem entwickeln.

Stress abbauen, Vertrauen stärken
MIT DEM ATEM LOSLASSEN

Übungsanleitung

Neue Perspektiven zu entwickeln ist leichter, wenn wir uns gelöst und offen fühlen. Die folgende Übung hilft, Stress und Spannung abzubauen und mehr Ruhe und Gelassenheit zu finden. Sie verbindet die Haltung von Achtsamkeit (nicht-wertendes Bewusstsein) mit wohltuenden inneren Bildern. Durch tiefe, ruhige Atmung und die Visualisierung heilsamer Vorstellungen entspannt sich das Nervensystem. Es kommt zu einem sich selbst verstärkenden Kreislauf zwischen Stressabbau, positiven mentalen und emotionalen Impulsen und angenehmer Körperwahrnehmung. Vertrauen, Zuversicht und ein neuer Blickwinkel können sich einstellen.

- Nimm dir etwa fünf bis zehn Minuten Zeit und richte es so ein, dass du für die Dauer nicht gestört wirst. Wenn du dir länger Zeit nehmen kannst, ist das natürlich auch in Ordnung.

- Suche dir einen angenehmen Ort und mach es dir im Sitzen oder Liegen bequem. Sorge dafür, dass dir warm ist und du es möglichst gemütlich hast. Schließe die Augen und nimm ein paar tiefere Atemzüge. Lass dir etwas Zeit, um anzukommen.

- Richte deine Aufmerksamkeit jetzt auf deinen Körper. Bemerke, wo du Spannung, Enge oder sogar Schmerz spürst. Es ist okay, wenn du diese Empfindungen nicht magst, aber schau, ob du sie, so gut es in diesem Moment gerade geht, da sein lassen kannst. Kämpfe nicht gegen sie an.

- Sobald du eine Spannung oder eine Enge lokalisiert hast, lass einen tiefen Atemzug entstehen. Stell dir beim Einatmen vor, dass sanftes, beruhigendes weißes oder goldenes Licht durch deinen Scheitelpunkt in deinen Körper fließt. Ganz wie von selbst gelangt es in die Region, in der du Spannung oder Enge wahrnimmst.

- Lass das lindernde, freundliche Licht den Bereich ganz ausfüllen. Mit dem Licht breiten sich Vertrauen und Zuversicht bis in die Tiefe der Zellen aus.

> Wenn du gegen unangenehme Empfindungen kämpfst, werden sie eher stärker. Daher: Nicht kämpfen. Akzeptanz ist viel wirkungsvoller als Widerstand.

- Atme lang und langsam aus. Stell dir dabei vor, wie der Atem alle Enge, Anspannung, Schmerz oder ungünstigen Energien nach unten aus dem Körper ausleitet. Der Atem bewegt alle negativen Energien bis in die Beine und Füße, wo sie schließlich aus den Fußsohlen bis in die Erde abfließen. Die Erde neutralisiert und transformiert alles Abgeflossene, sodass es sich wie in einem Recycling- oder Kompostierprozess in etwas Unschädliches oder sogar Positives verwandelt.

- Wiederhole diesen Vorgang, so oft es nötig ist, bis alle Spannung sich aufgelöst hat und alle ungünstigen Energien abgeflossen sind.

Die Visualisierungen sind dabei nur Vorschläge. Wenn dir z.B. statt des weißen oder goldenen Lichtes etwas anderes stimmiger erscheint, fühl dich frei, deinen eigenen Impulsen zu folgen. Vielleicht möchtest du dir andere Farben oder Bilder (fließendes Wasser, ein sanftes Pulsieren positiver Energie) oder angenehme Klänge vorstellen.

Die Macht unserer Vorstellung

Imaginations- oder Visualisierungsübungen lassen sich gut einsetzen, wenn wir ein Gegengewicht zu negativen Gedanken, schwierigen Gefühlen oder körperlicher Spannung brauchen, um innere Balance zu finden.

Dein Gehirn reagiert auf etwas, was du dir vorstellst, nämlich fast genauso intensiv, als würdest du es wirklich erleben.

Tatsächlich geschieht dir das in deinem Alltag vermutlich im negativen Sinne ständig, ohne dass du dir dessen bewusst wärst. Wenn du nachts wach liegst und vor lauter Grübeln und Sorgen nicht schlafen kannst, bist du dabei, dir lauter negative Dinge vorzustellen. Und wie reagierst du? Mit Unruhe, Ängstlichkeit, Anspannung. Da wäre es doch viel besser, diese Macht deiner Vorstellungskraft positiv zu nutzen, indem du angenehme, unterstützende Bilder in dir wachrufst.

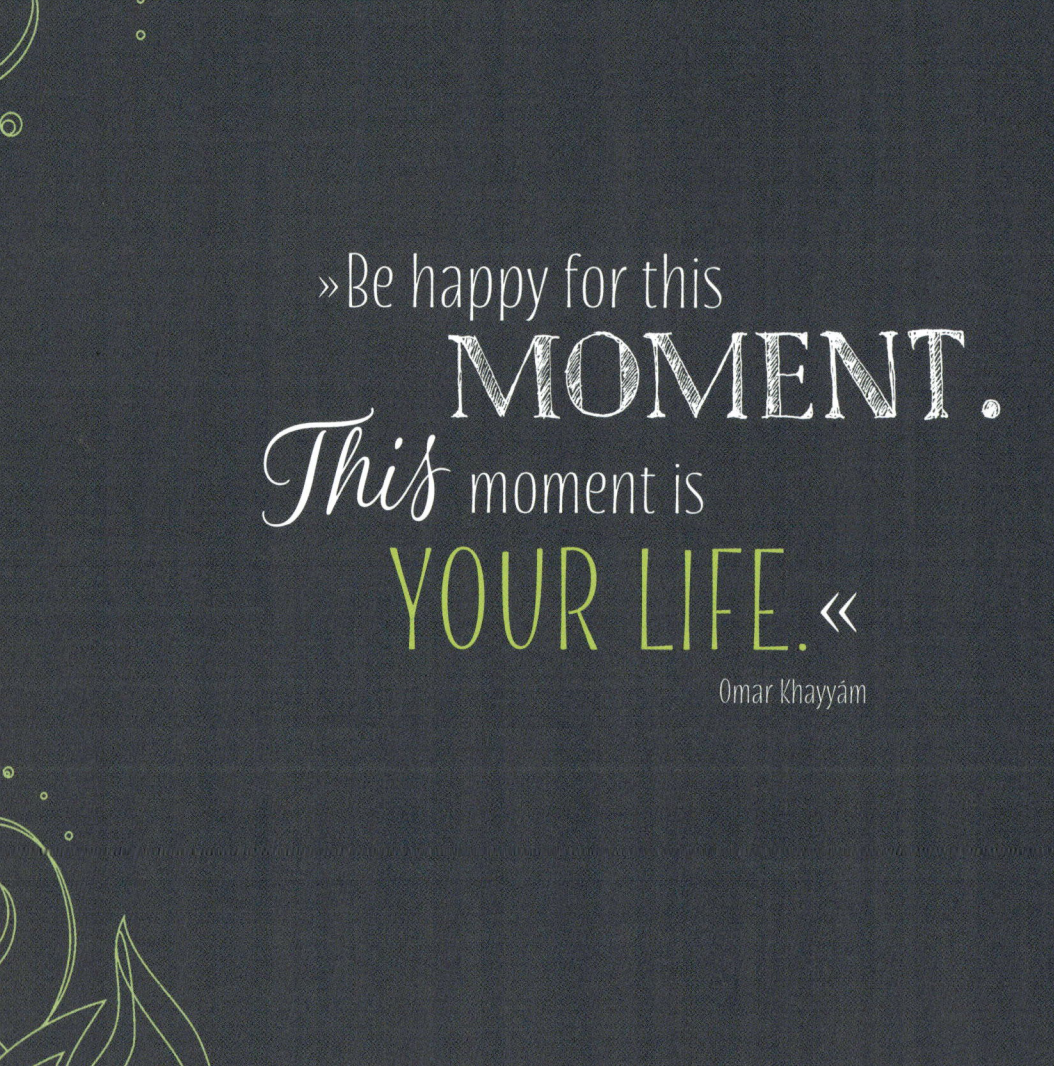

»Be happy for this
MOMENT.
This moment is
YOUR LIFE.«

Omar Khayyám

Vertraue
IN DIESEN
Moment

Wie schon angesprochen, sind wir selten wirklich bewusst da, wo wir uns gerade aufhalten. Wir wollen lieber schon immer einen Schritt weiter in der Zukunft sein, so als würden wir dem gegenwärtigen Moment nicht vertrauen. Dabei hat er oft jede Menge Geschenke für uns – wenn wir diese denn sehen und wertschätzen könnten.

Sei in diesem Moment glücklich, meint der persische Philosoph und Dichter Omar Khayyám, der im elften Jahrhundert lebte, – dieser Moment ist dein Leben. Jetzt, in diesem Moment, wenn du jetzt ganz präsent und anwesend bist, kannst du glücklich sein.

Gibt es denn irgendeinen Moment deines Lebens, der nicht jetzt ist?

Vielleicht sagst du: Klar! Meine Vergangenheit und meine Zukunft.

Aber schau noch einmal genau hin. Wo ist deine Vergangenheit? Gibt es sie irgendwo außer in Erinnerungen, Gefühlen oder auf Fotos? Ist die Vergangenheit etwas anderes als Gedanken oder Aufzeichnungen darüber? Und kannst du dir zu irgendeinem anderen Moment über deine Vergangenheit Gedanken machen, darüber sprechen, etwas dazu lesen, Gefühle fühlen, die damit in Zusammenhang stehen – als jetzt? Und wenn du in deiner Erinnerung zurückgehst in die Vergangenheit, kannst du das zu einem anderen Zeitpunkt tun als genau jetzt?

Ähnlich verhält es sich mit der Zukunft. Existiert die Zukunft denn überhaupt? Sie ist immer etwas, das noch nicht da ist, etwas Vorgestelltes. Wir nehmen an, wie es sein wird, vielleicht freuen wir uns darauf, oder wir fürchten uns davor … Doch welche Gefühle wir auch immer dazu haben: Die Zukunft existiert nirgendwo anders als in unserem Kopf. Das heißt natürlich nicht, dass nicht etwas davon eintreten kann, was wir uns vorgestellt haben. Manchmal tritt es genau so ein, manchmal kommt es ganz anders. Doch in dem Moment, wo es passiert, ist es immer … jetzt. Unser ganzes Leben findet nur JETZT statt.

Das mag sich im ersten Moment wie eine theoretische Überlegung anhören, wie eine philosophische Spielerei. Doch das ist es ganz und gar nicht.

Wirklich zu begreifen,
dass du immer nur jetzt lebst
und dass du in diesem Moment
frei sein kannst,
kann dein Leben radikal verändern.

Heißt das, dass Vergangenheit oder Zukunft nicht relevant sind, dass wir nichts daraus lernen bzw. uns nicht darum kümmern sollten? Natürlich nicht. Aber wie du sie betrachtest, wie du mit den Erinnerungen an frühere Erfahrungen und mit den dazugehörigen Gefühlen umgehst, wie sehr du die Sorgen über Eventualitäten in der Zukunft dein Lebensgefühl bestimmen lässt – das entscheidest du. Und zwar jetzt. In diesem Moment. Es gibt ja auch gar keinen anderen Moment, wo du das entscheiden könntest. Denn es gibt keinen anderen Moment, in dem du lebendig bist.

Allerdings gaukelt uns unser Verstand vor, dass es unabdingbar ist, sich *ständig* mit Vergangenheit und Zukunft zu beschäftigen.

Wie wäre es, wenn du dich jetzt, hier, ganz konkret entscheiden würdest, gerade in diesem Moment glücklich zu sein?

Nicht glücklich für die nächsten zehn Minuten, die nächsten Stunden. Sondern einfach nur jetzt. Vielleicht ist dir »glücklich« ein zu großes Wort. Wie wäre es, dich zu entscheiden, froh zu sein? Oder vertrauensvoll? Oder zufrieden? Oder einfach nur *hier*. Anwesend. Präsent. Das, was jetzt gerade da ist, wahrnehmend.

Gut möglich, dass dein Verstand Einwände erhebt. »Ja, aber ich bin jetzt gerade nicht glücklich. Es gibt so viel in meinem Leben, was mich unzufrieden macht. Und was wäre, wenn jeder so leben würde? Einfach nur zufrieden im Jetzt rumhängen. Da würde ich ja gar nichts mehr auf die Reihe bekommen. Ich muss mich doch schließlich morgen darum kümmern, dass …« und so weiter und so fort. Und auf einer bestimmten Ebene sind diese Einwände auch sinnvoll und nachvollziehbar. Die Sache ist bloß, dass der Verstand die Zukunft und die Vergangenheit *liebt*. Er will gar nicht anderswo sein. Das liegt daran, dass der Verstand eine Problemlösemaschine ist. Und wo gibt es die meisten Probleme, die man lösen und über die man nachdenken könnte? In der (vorgestellten) Zukunft und in der (erinnerten) Vergangenheit. In der Gegenwart – und damit ist nicht »der

ganze heutige Tag« gemeint, sondern genau dieser Moment, der jetzt stattfindet – in der Gegenwart gibt es hingegen sehr viel weniger Probleme. Wenn du in der Lage bist, mehr im HIER zu leben, verschwinden viele Probleme von selbst. Und wenn wir aufhören würden, uns mit unseren vielen vorgestellten Problemen zu beschäftigen, hätten wir mehr Energie und Kraft, um uns gemeinsam um die wirklichen Probleme zu kümmern, die wir dringend angehen sollten, wenn wir als Spezies überleben wollen.

Bitte überprüfe einmal für dich selbst, ob folgende Beschreibung zutreffend ist.

Im Hier und Jetzt gibt es in vielen Fällen kein Problem. Der gegenwärtige Moment ist häufig recht angenehm oder sogar unterstützend.

Schau, ob es eine Möglichkeit gibt, das auf anderem Wege zu überprüfen, als darüber nachzudenken. Der Verstand weiß nämlich gar nicht, wie das gehen soll, im Hier und Jetzt zu sein. Doch es gibt eine andere Ebene in dir, die das kann.

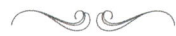

Heißt das, dass der Verstand schlecht ist, Gedanken unnütz sind und du ab jetzt nicht mehr denken sollst? Nein, es heißt bloß, dass dir bewusst sein sollte, dass du nicht dein Verstand *bist*. Du *hast*

einen Verstand und damit ein sehr nützliches Werkzeug, um bestimmte Dinge zu planen, zu überlegen, zu analysieren. Dieses Werkzeug hat jedoch die Herrschaft über unser Leben übernommen und bereitet uns riesige Probleme, weil wir es in den Mittelpunkt unseres Daseins gerückt haben.

Lass uns noch einmal zurückgehen zum obigen Vorschlag. Bitte überprüfe für dich selbst, ob folgende Beschreibung zutreffend ist: Im Hier und Jetzt gibt es meistens kein Problem. Dafür komme mit deiner Aufmerksamkeit ganz in diesen Moment. Vielleicht legst du das Buch zur Seite und spürst mit Offenheit und Präsenz dein Leben GENAU JETZT. Nicht in einer Minute, nicht morgen, nicht gestern, JETZT. Welches Problem ist jetzt *real* da?

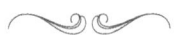

Vielleicht merkst du, dass du in diesem Moment an einem trockenen Ort sitzt, dass du atmest, dass um dich herum alles einigermaßen friedlich ist. Ziemlich gut eigentlich, dieser Moment, nicht wahr?

Aber dann sagt der Verstand: Schon möglich, aber ich bin einsam. Oder: Ich bin arbeitslos. Oder: Ich habe Magenschmerzen.

Das kann alles sein. Es geht auch nicht darum, keine Schritte zu unternehmen, etwas zum Positiven zu verändern. Doch jetzt. In diesem Moment (und noch einmal: nicht morgen, nicht nachher, sondern genau jetzt): Welches Problem ist real in diesem Augenblick da?

Horche einen Moment. Lausche.

Finde diese Ebene in dir, die immer da ist – weit, offen, lebendig, präsent. Ohne Erwartungen, ohne Anstrengung. Einfaches Dasein.

Merke, wenn sich der Verstand wieder einschaltet. »Ja, in diesem Moment ist vielleicht alles okay, aber …« Genau. Hier an dieser Stelle, wenn der Kopf mit seinem Widerspruch einsetzt, entsteht ein Großteil unserer Probleme.

Statt dich mit dem Verstand darüber auseinanderzusetzen, ob es nun wahr ist oder nicht, dass es NOW, im Jetzt, sehr viel weniger Probleme gibt, als er behauptet – wie wäre es, immer öfter mit deiner Aufmerksamkeit in die Gegenwart zu kommen und die Momente zu genießen, wo alles in Ordnung ist? Und daraus Kraft und Vertrauen zu schöpfen für den Umgang mit den Problemen, die uns tatsächlich begegnen und denen wir uns stellen müssen?

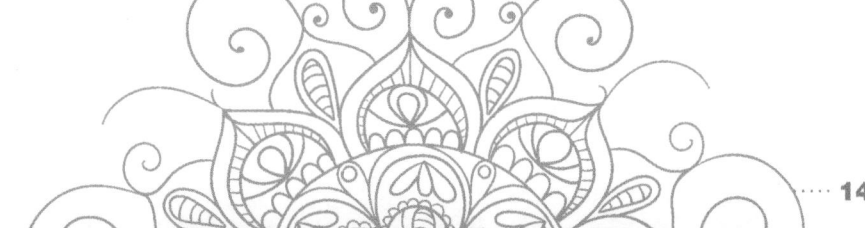

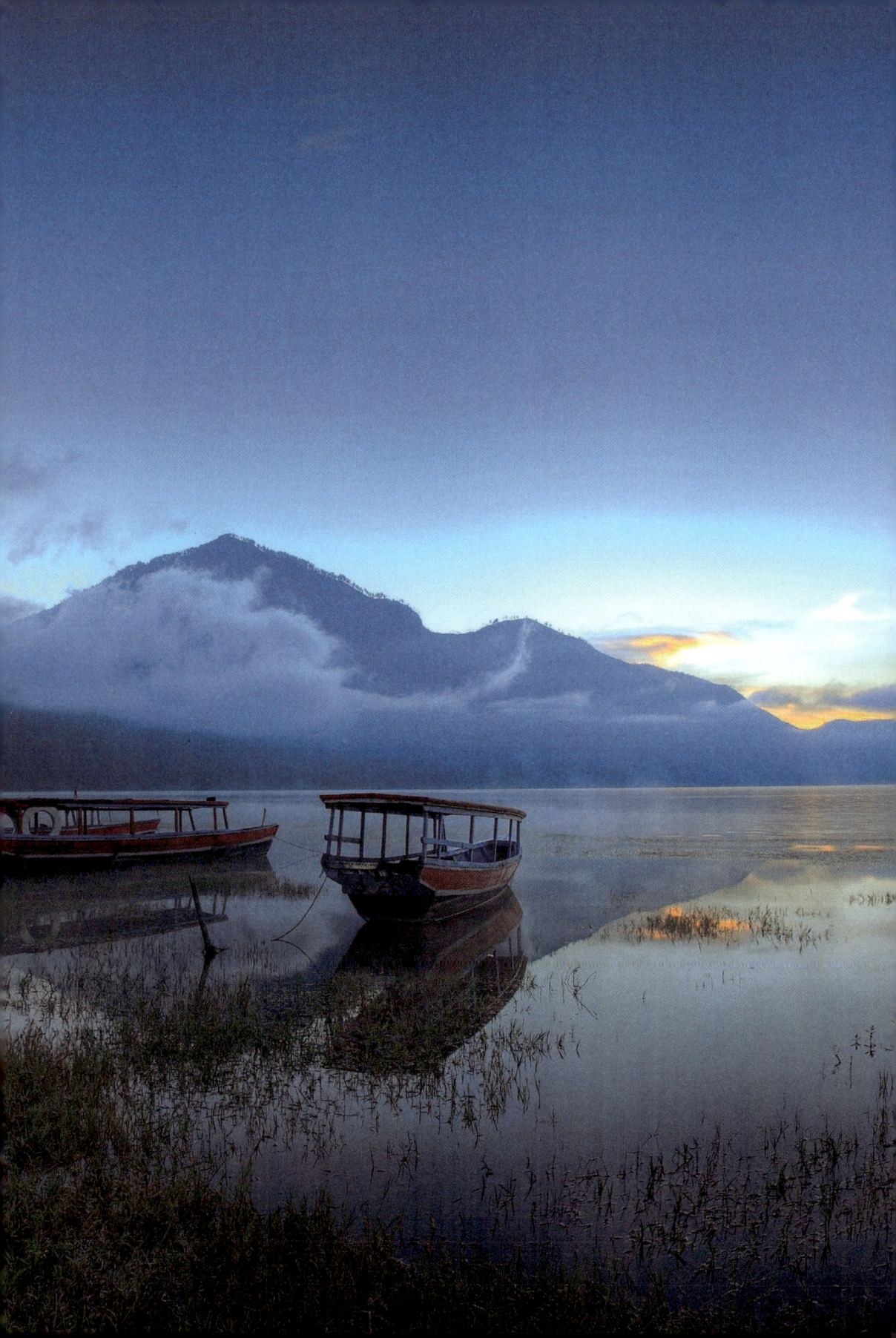

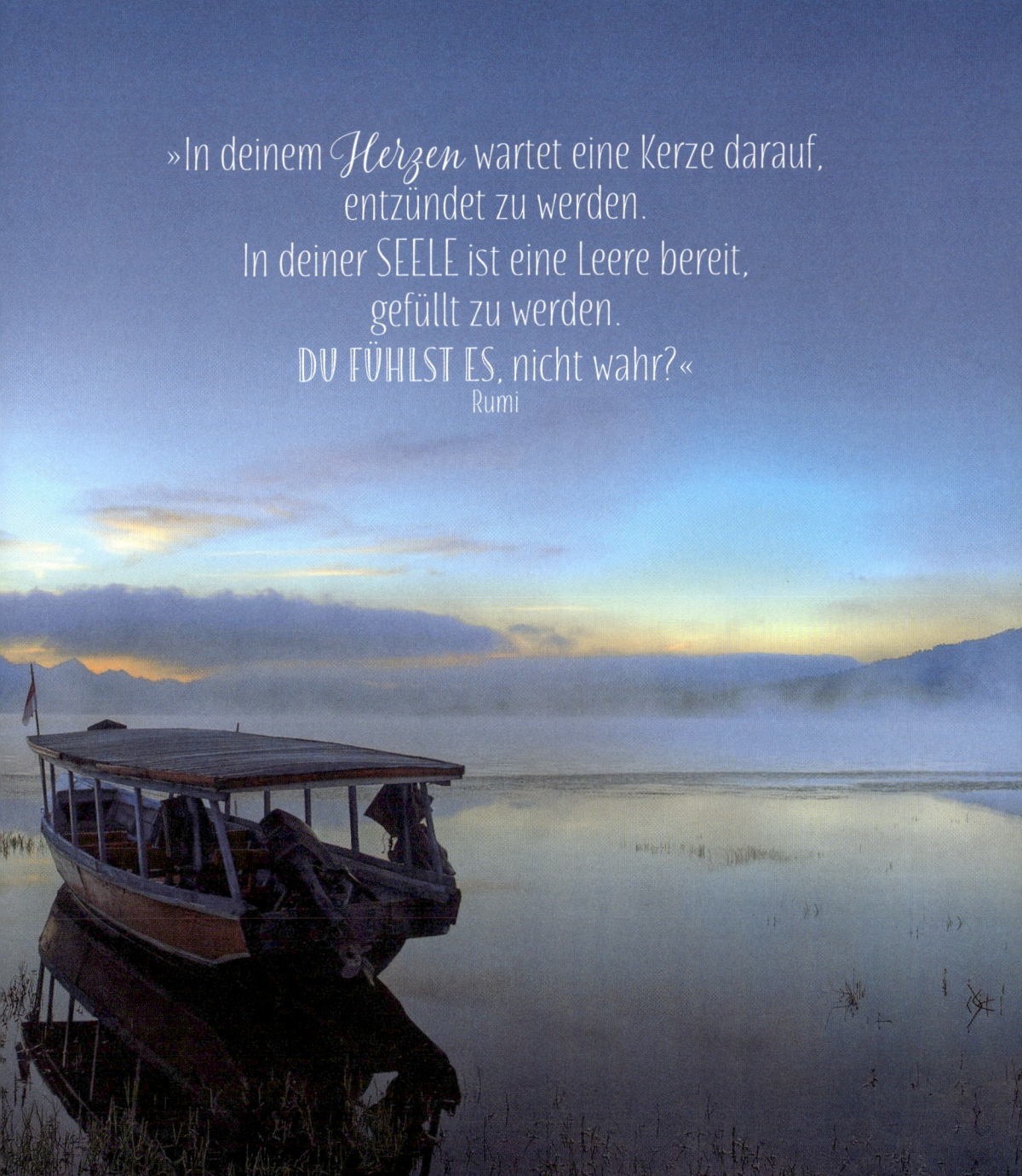

»In deinem *Herzen* wartet eine Kerze darauf,
entzündet zu werden.
In deiner SEELE ist eine Leere bereit,
gefüllt zu werden.
DU FÜHLST ES, nicht wahr?«
Rumi

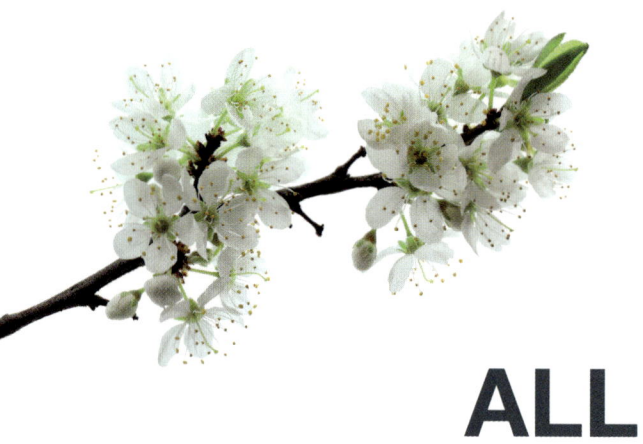

ALLES
ist *vorhanden*

Die Ebene von einfacher Präsenz in uns zu finden, jenseits unserer Gedanken und unserer Sorgen, ermöglicht uns die Erfahrung, dass alles vorhanden ist. Wir sind nicht mangelhaft, ungenügend oder falsch – trotz aller Schwächen und Entwicklungsaufgaben, die noch auf uns warten. In unserem Kern sind wir immer vollständig und perfekt, so, wie wir sind. Wir haben nur vergessen, es zu sehen.

KARINS GESCHICHTE:

Das Göttliche in uns wiederfinden

An einem kalten Wintertag hatte ich mich mal wieder aufgemacht, meinen Großvater zu besuchen. Kurz vor seiner Holzhütte sah ich den Rauch aus dem Schornstein aufsteigen und hörte dieses vertraute Geräusch. Dieses Schaben, wenn er mit seinem Schnitzmesser die oberste Schicht eines Holzstücks entfernte. Ich freute mich, dass

er bei seiner und meiner Lieblingsbeschäftigung war und beschloss, ihm einige Hölzer mitzubringen. Ich war nicht ganz zufrieden mit meiner Auswahl, aber langsam wurde mir kalt und so ging ich in die Hütte.

Er begrüßte mich mit einer Tasse heißer Schokolade und dann sah ich, woran er gerade arbeitete. Mir stockte der Atem. Die Skulptur war von einer so unglaublichen Schönheit, dass es mir Tränen in die Augen trieb. Ich sah eine Mutter, auf ihrem Arm ein kleines Kind. Die Mutter blickte ihr Baby mit einem zärtlichen Ausdruck an und drückte es sanft an ihre Brust. Das Baby hatte einen tief zufriedenen Gesichtsausdruck und ein weiches Lächeln auf den kleinen Lippen. Beide schienen nichts zu vermissen, alles zu haben, alles zu spüren. Liebe und Geborgenheit. Und dann blickte ich auf zu Großvater und fragte ihn: »Hast du das aus dem wunderschönen Holzstück geschnitzt, was ich dir vor zwei Wochen mitgebracht habe?«

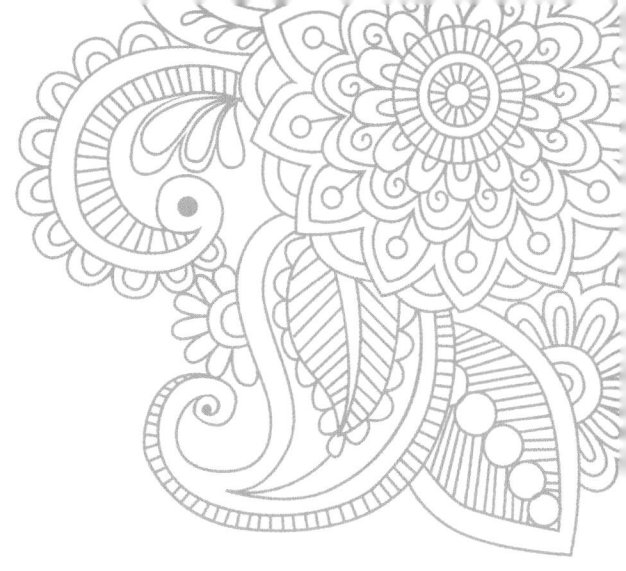

Ich war so stolz, ein makelloses Stück Holz gefunden zu haben. Doch Großvater zeigte hinter sich auf seine Werkbank, da lag es noch.

Er sagte: »Schaue nicht nach dem Äußeren. Tief nach innen musst du blicken und dort entdeckst du die Schönheit deines Seins.« Ich verstand ihn nicht ganz. Doch er fuhr fort: »Es ist alles vorhanden. Wenn wir geboren werden, liegt uns die Göttlichkeit inne. Jedem von uns. Wir sind so rein und frei. Nur mit der Zeit bekommen wir Narben und Risse. Und es legt sich etwas wie Staub über unser wahrhaftiges, göttliches Sein. Wir verlieren das Vertrauen in uns selbst, werden unsicher und misstrauisch. Wir bilden Gewohnheiten, Gedankenmuster und Gefühlsblockaden, die uns das Leben erschweren. Wir werden engstirnig und manchmal verschließen wir sogar unser Herz.«

Ich wurde immer trauriger, denn langsam wurde mir klar, warum es so viele Menschen gab, die nicht glücklich waren.

Mein Großvater fuhr fort: »Wenn du verstehst, dass es im Leben darum geht, dass du dich selbst in deinem wahren Wesen wiedererkennst und annimmst, bist du auf dem richtigen Weg. Ohne immer nur darauf zu achten, was im Außen geschieht oder was die Gesellschaft von dir erwartet. Verstehe, dass nur du die Entscheidung treffen kannst, wie du lebst. Auch deine eigenen Erwartungen und Sichtweisen können dich manchmal fehlleiten und dir dein Leben schwer machen. Gehe wieder zurück zu deinem Ursprung, indem du erkennst, was dich von deinem göttlichen Sein abgebracht hat. Dann wirst du frei sein, lieben und dein Leben mit Leichtigkeit genießen können.«

Ich war tief berührt von den Worten meines Großvaters. Ich konnte damals noch lange nicht alles verstehen, spürte aber, dass dies eine sehr wichtige Unterweisung gewesen war und dass es Teil meiner Lebensaufgabe sein würde, sie zu verwirklichen.

Aufbrechen in das
ABENTEUER
Leben

Mit der Fähigkeit zu staunen, mit Präsenz, Liebe und Vertrauen sind wir bereit für das, was kommt. Unsere alten Muster von Enge, Grübeln, Misstrauen und Angst holen uns vielleicht immer wieder einmal ein, doch dann machen wir uns eben daran, sie zu erkennen und sie wieder loszulassen.

Die meisten von uns sind gewohnt zu denken, das Leben und wir selbst seien irgendwie defizitär, nicht genug. Der Schlüssel zur Veränderung liegt darin zu begreifen, dass es weniger die Umstände unseres Lebens sind, die uns Schwierigkeiten machen, als die Art und Weise, wie wir sie beurteilen und damit umgehen. Wir haben nicht die Macht zu kontrollieren, was in unserem Leben geschieht, doch wir haben immer die Möglichkeit, unsere eigene Haltung und unsere Reaktion dazu zu wählen und auf die zarte Stimme in uns zu hören, mit der unser Herz spricht. Es liegt an unserer Interpretation, ob wir ein Ereignis als Katastrophe oder als Chance für Wachstum und Veränderung ansehen wollen. Der Autor und Rechtsanwalt Thomas d'Asembourg unterstützt Jugendliche in schwierigen Situationen und beschäftigt sich viel mit Positiver Psychologie. Von ihm stammen die folgenden Zeilen, die uns aus dem Herzen sprechen:

»Mir scheint, dass jeder Mensch erkennen kann – man muss kein großer Psychologe dafür sein –, dass ein Teil von uns angespannt, in Kontraktion lebt, Angst zu verlieren hat und gewinnen will.

Dieser Teil zählt, was er gibt und was er bekommt (und vor allem, was er nicht bekommt), und kommuniziert mehr durch Machtbeziehungen … als durch Zusammenarbeit. Dabei dominieren Rechthaberei und Aggressivität und sodann Einsamkeit und Verbitterung als Resultat davon. Das ist das Ego.

Jeder Mensch kann ebenfalls spüren – dazu muss man kein großer Weiser sein –, dass ein anderer Teil von uns nach einer höheren Qualität von Sein und Zusammensein strebt, sich danach sehnt, Beziehungen voller Synergie und gemeinsamer Kreativität zu leben, in denen Fantasie, Intuition, Wohlwollen und innere Kraft vorherrschend sind sowie der Frieden und das Zugehörigkeitsgefühl, die daraus erwachsen. Das ist das Sein, unser wahres Wesen.«

Unser Anliegen war es, dir Möglichkeiten aufzuzeigen, um dich auf den Weg zu mehr Leichtigkeit, innerer Freiheit und deinem wahren Sein zu begeben. Wir hoffen, dass du Lust bekommen hast, das Gelesene auszuprobieren, und dass du dabei feststellen wirst, dass das Leben kein Problem ist, das es zu lösen gilt, sondern ein Abenteuer, in das wir jeden Moment neu aufbrechen. Now!

Karin & Heike

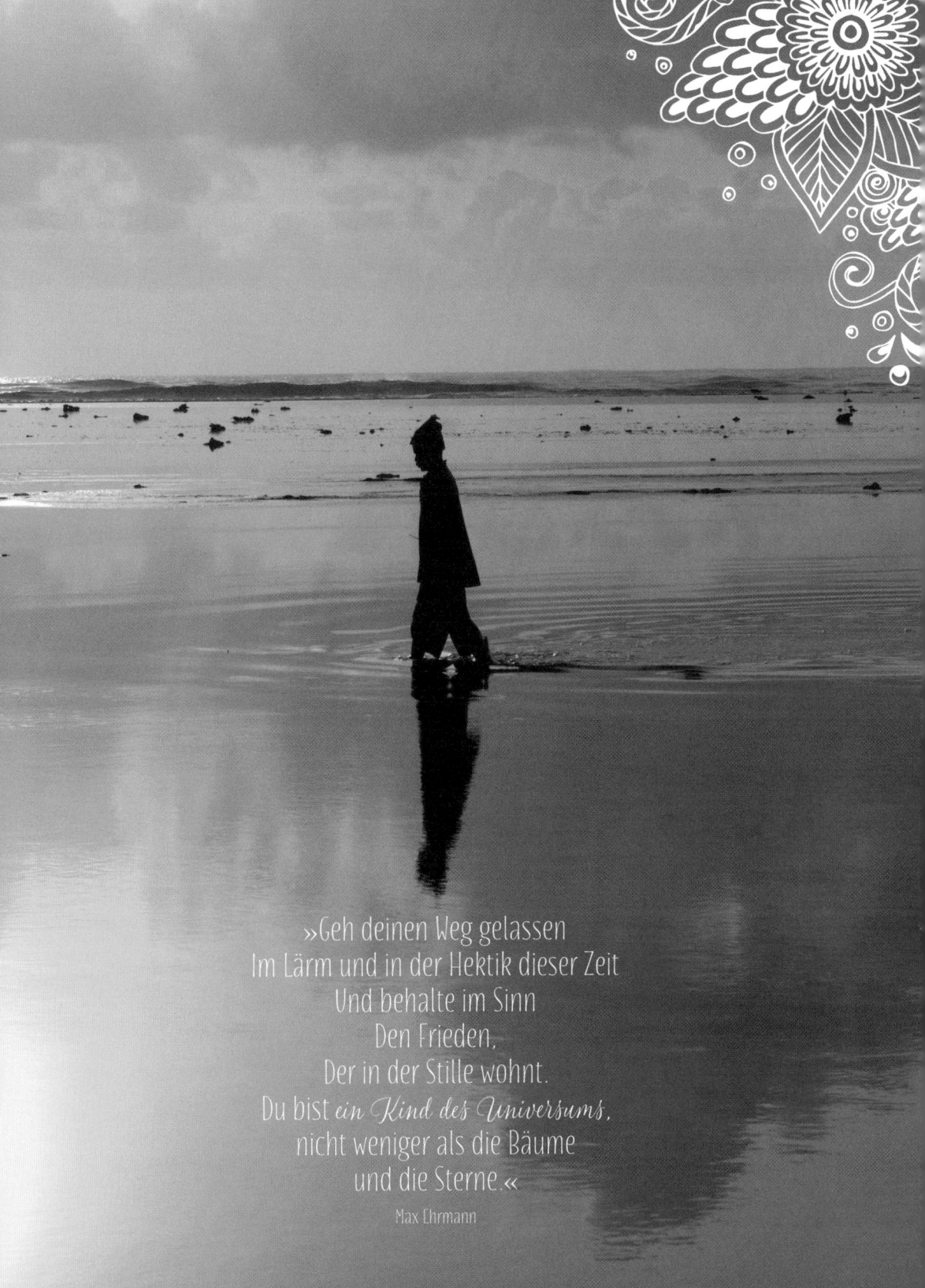

»Geh deinen Weg gelassen
Im Lärm und in der Hektik dieser Zeit
Und behalte im Sinn
Den Frieden,
Der in der Stille wohnt.
Du bist *ein Kind des Universums,*
nicht weniger als die Bäume
und die Sterne.«

Max Ehrmann

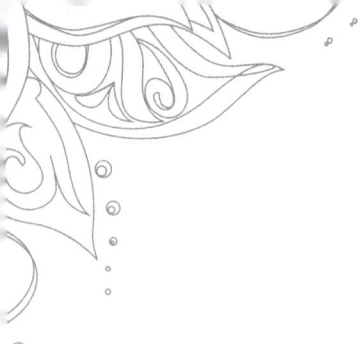

Über die Autorinnen

Karin Furtmeier ist ärztlich geprüfte Yogalehrerin und praktizierende Schamanin. Durch verschiedene Workshops in Indien, Sri Lanka und Europa sowie intensive weiterführende Studien hat sie einen eigenen, ansprechenden und einfachen Yogastil entwickelt: Yosha. Sie unterrichtet und behandelt seit vielen Jahren weltweit und hat dabei immer die individuelle Betrachtung ihrer Schüler im Blick. Mit großer Hingabe und Liebe begegnet sie denen, die ihren Weg kreuzen. In München ist sie Betreiberin eines Yoga- und Therapiezentrums und zudem als freie Beraterin in der Medienbranche tätig. Sie ist Autorin mehrerer Achtsamkeits- und Yogabücher.
www.yosha.eu

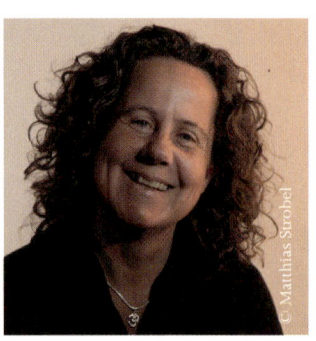

Heike Mayer ist Achtsamkeitstrainerin und leitet Kurse in Meditation und Stressbewältigung durch Achtsamkeit (MBSR) sowie Fachfortbildungen in Kliniken. Seit über 15 Jahren Meditationspraxis in Zen und Vipassana und Bewusstseinsarbeit im Rahmen der humanistischen und buddhistischen Psychologie. Sie ist ausgebildet als IFS-Therapeutin (Arbeit mit inneren Anteilen) und zudem als Lektorin für Psychologie und Lebensgestaltung in einem Münchner Verlag tätig. In ihren Büchern und Kursen liegt ihr die Vermittlung von entspannter Präsenz, Entschleunigung und Selbstfreundlichkeit besonders am Herzen. Im Scorpio Verlag sind von ihr erschienen: *Achtsam leben: Das kleine 1x1 für ein Leben im Hier und Jetzt* sowie *Das seh ich entspannt: Wie Sie Gelassenheit entwickeln.*
www.achtsamkeitstraining-muenchen.de

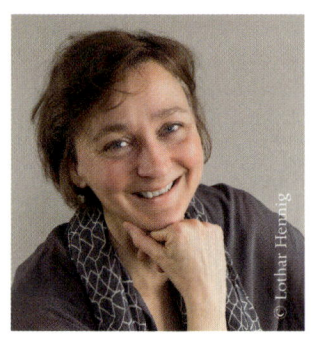

Quellennachweis

S. 24, S. 33, S. 117, S. 128: Die Zitate von Thich Nhat Hanh sind Vorträgen entnommen, gehalten in Plum Village/Frankreich zwischen 2004 und 2008; S. 40: Astrid Lindgren, aus ihren Tagebüchern vom 31.12.1964; S. 41: Christopher Germer, entnommen einem Vortrag gehalten 2013 in Rommerskirchen; S. 44: »Was getan wurde, ist fertig« aus Ajahn Brahm: *Die Kuh, die weinte. Buddhistische Geschichten über den Weg zum Glück.* Lotos Verlag 2006, Abdruck mit freundlicher Genehmigung; S. 47: John Steinbeck, genaue Herkunft ungeklärt; S. 52/53: Sylvia Wetzel, aus *Vertrauen: Finden, was mich wirklich trägt,* Scorpio 2015; S. 57: Annie Dilliard, genaue Herkunft ungeklärt; S. 114: Uwe Böschemeyer, Abdruck mit freundlicher Genehmigung; S. 127: Michael Leunig, aus *When I talk to you: A cartoonist talks to God,* Abdruck mit freundlicher Genehmigung; S. 137: Eckhart Tolle, aus einem Vortrag; S. 139: Albert Einstein, genaue Herkunft ungeklärt; S. 141: Albert Schweitzer, genaue Herkunft ungeklärt; S. 154: Thomas d'Asembourg aus: Christophe André und Matthieu Ricard (Hg.): *Das Geheimnis einer glücklichen Seele,* Scorpio 2015; S. 155: Max Ehrmann, aus seinem Gedicht »Desiderata«, auch bekannt als »Lebensregel von Baltimore«. Leider ist es nicht in allen Fällen gelungen, die Fundstelle ausfindig zu machen. Der Verlag bitte ggf. um Nachricht, damit bei einer Nachauflage eine korrekte Quellenangabe erfolgen kann.

Weitere Inspirationen

Patanjali, Das Yogasutra: R. Sriram; *Demystified:* J. Krishnamurti; *Bhagavad Gita:* Jack Hawley (Herausgeber); *The Heart of Yoga:* T.K.V. Desikachar; *Das Geheimnis des Hatha Yoga:* Swami Sivananda Radha; *Das verborgene Wissen bei Freud und Patanjali:* T.K.V. Desikachar und Hellfried Krusche; *Light on Pranayama:* B.K.S. Iyengar ; *Meditation:* Sivananda Yoga Vedanta Zentrum; *Leben aus dem Geist der Wildnis:* Tom Brown, Jr.; *Feuer im Herzen:* Deepak Chopra sowie Bücher und Inspiration von Jon Kabat-Zinn, Linda Lehrhaupt, Thich Nhat Hanh und Eckhart Tolle.

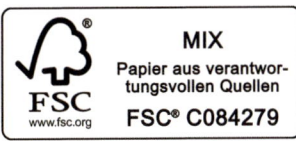

MIX
Papier aus verantwortungsvollen Quellen
FSC® C084279
FSC www.fsc.org

© 2016 Scorpio Verlag GmbH & Co. KG, München
Umschlaggestaltung: Favoritbuero, München
Umschlagmotiv: Getty Images/Dave and Les Jacobs (Foto); Shutterstock (Ornament)
Layout, Handlettering und Satz: Friederike Niemeyer, Hamburg
Yoga-Illustrationen: Nina Rode, Berlin
Ornamente: Fotolia und Freepiks
Fotos im Innenteil: siehe Bildnachweis
Projektleitung: Heike Mayer
Lektorat: Angela Hermann-Heene
Druck und Bindung: Print Consult GmbH, München
ISBN 978-3-95803-068-8

Leichter leben: Inspiration zu einem neuen Lebensgefühl

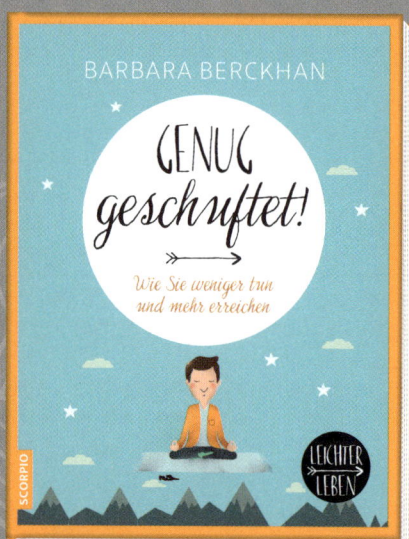

ISBN 978-3-95803-042-8

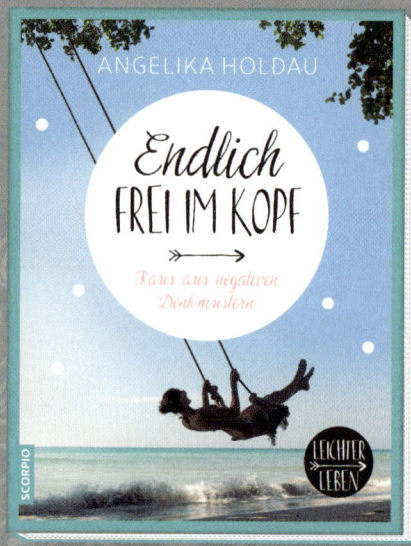

ISBN 978-3-95803-078-7

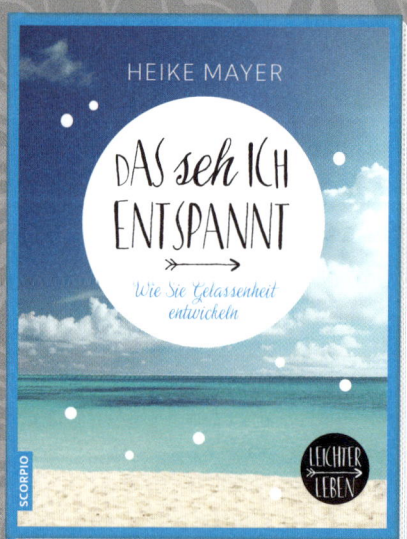

ISBN 978-3-95803-043-5

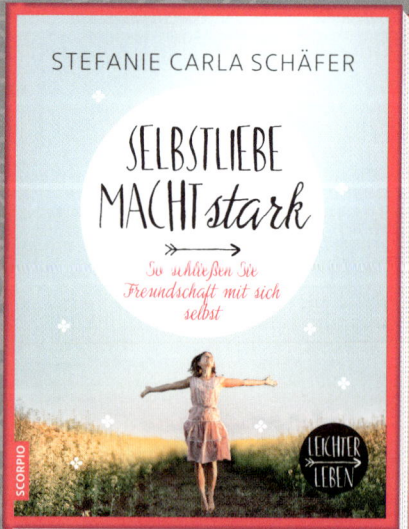

ISBN 978-3-95803-045-9

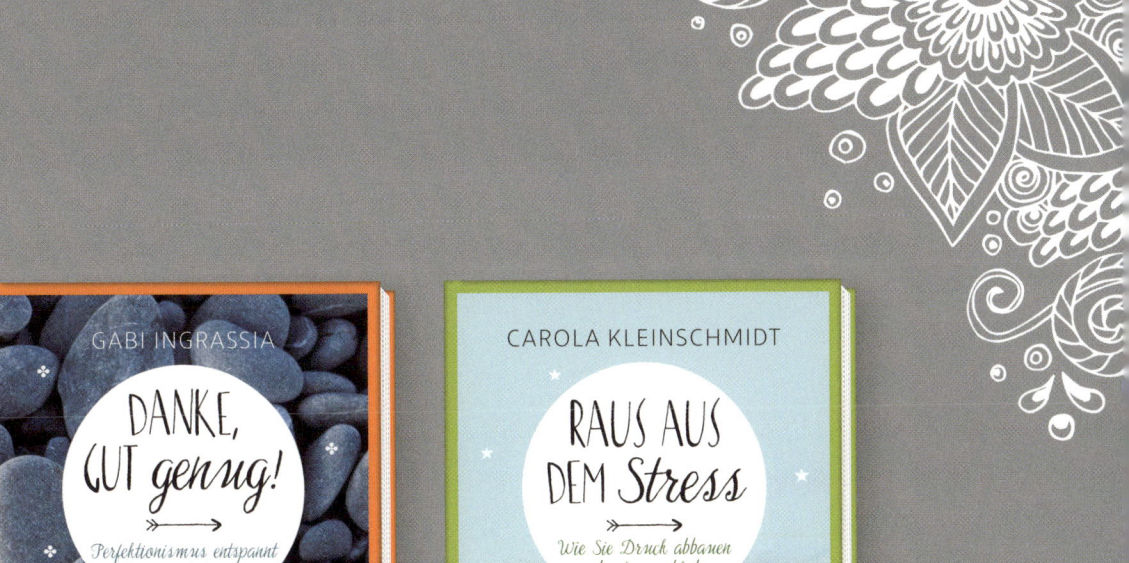

GABI INGRASSIA

DANKE, GUT *genug!*

»»

*Perfektionismus entspannt
hinter sich lassen*

LEICHTER LEBEN

SCORPIO

ISBN 978-3-95803-077-0

CAROLA KLEINSCHMIDT

RAUS AUS DEM *Stress*

»»

*Wie Sie Druck abbauen
und gelassen bleiben*

LEICHTER LEBEN

SCORPIO

ISBN 978-3-95803-075-6

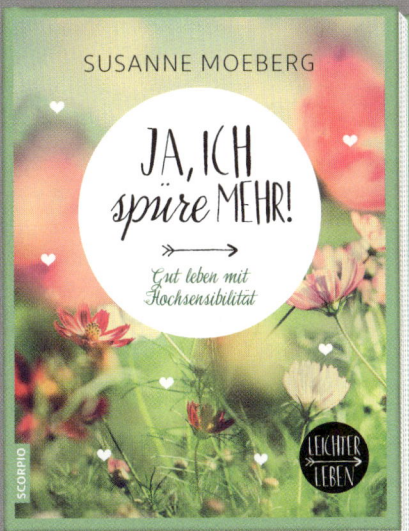

SUSANNE MOEBERG

JA, ICH *spüre* MEHR!

»»

*Gut leben mit
Hochsensibilität*

LEICHTER LEBEN

SCORPIO

ISBN 978-3-95803-044-2

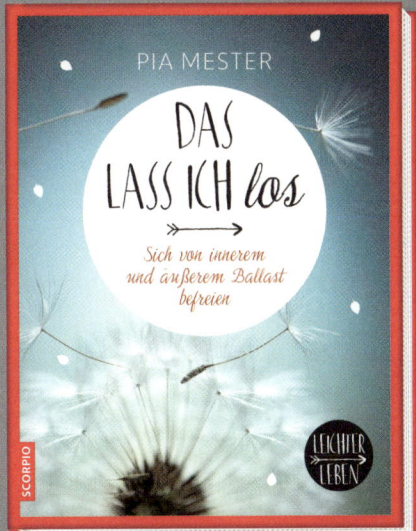

PIA MESTER

DAS LASS ICH *los*

»»

*Sich von innerem
und äußerem Ballast
befreien*

LEICHTER LEBEN

SCORPIO

ISBN 978-3-95803-076-3

Alle Bände:
96 Seiten,
Klappenbroschur,
Durchgehend
vierfarbig mit
zahlreichen Fotos
und Illustrationen